W0289023

Marianne Eisenburger

„Zuerst muss die Seele bewegt werden ...“

Psychomotorik im Pflegeheim
Ein theoriegeleitetes Praxisbuch

Marianne Eisenburger

„Zuerst muss die Seele bewegt werden ...“

Psychomotorik im Pflegeheim
Ein theoriegeleitetes Praxisbuch

verlag modernes lernen - Dortmund

Fotos:
R. Schlichting, Marburg; M. Eisenburger, Marburg
Titelfoto: R. Schlichting, Marburg

© 2005 by SolArgent Media AG, Basel

Veröffentlicht in der Edition:
verlag modernes lernen • Schleefstraße 14 • D-44287 Dortmund

Gesamtherstellung: Löer Druck GmbH, Dortmund

Bestell-Nr. 1214 ISBN 978-3-8080-0571-2

Urheberrecht beachten!
Alle Rechte der Wiedergabe dieses Fachbuches zur beruflichen Weiterbildung, auch auszugsweise und in jeder Form, liegen beim Verlag. Mit der Zahlung des Kaufpreises verpflichtet sich der Eigentümer des Werkes, unter Ausschluss der § 52a und § 53 UrhG., keine Vervielfältigungen, Fotokopien, Übersetzungen, Mikroverfilmungen und keine elektronische, optische Speicherung und Verarbeitung (z.B. Intranet), auch für den privaten Gebrauch oder Zwecke der Unterrichtsgestaltung, ohne schriftliche Genehmigung durch den Verlag anzufertigen. Er hat auch dafür Sorge zu tragen, dass dies nicht durch Dritte geschieht. Der gewerbliche Handel mit gebrauchten Büchern ist verboten.

Zuwiderhandlungen werden strafrechtlich verfolgt und berechtigen den Verlag zu Schadenersatzforderungen.

Inhalt

1. Teil
Grundlagen

Ich komme in ein Pflegeheim – mich empfängt Schweigen.
Fünfzehn Leute sitzen in sich versunken an einem Tisch. Keine Regung. Stille. Bewegungslosigkeit. Keine Reaktion auf mein gewollt fröhliches „Guten-Morgen". Keiner dreht sich um, keiner lächelt mir zu.
Die Menschen, die hier sitzen, scheinen wenig ansprechbar – aber sie sind nicht wirklich dement. Sie sind verstummt, zurückgezogen in einen inneren Raum, in dem sie sich vor den Zugriffen und Einblicken anderer Menschen schützen können. Sie sind – nach einem erfüllten, arbeitsreichen Leben – aufgrund ihrer Hilfe- und Pflegebedürftigkeit von anderen Menschen abhängig geworden. Weil in unserer Gesellschaft die Unterbringung in Heimen (noch) das allgemein verbreitete und anerkannte Konzept zur Versorgung pflegebedürftiger (alter) Menschen ist, leben sie in einer Institution, deren Gesetzmäßigkeiten ein Leben in Würde und Selbstbestimmung letztlich unmöglich zu machen scheinen. Sind sie hier all dessen beraubt, was Menschsein ausmacht, sind sie reduziert auf einen „zu pflegenden Körper"? Selbst über sein Leben zu bestimmen etwa, beschäftigt zu sein, tätig zu sein, nützlich zu sein, für einen anderen Menschen bedeutsam zu sein, sich selbst zu spüren – all das scheint hier nicht mehr möglich und versinkt in einer lähmenden Stille. Mir begegnen glanzlose Augen, zusammengesunkenen Körper, regungslose Mienen – die Menschen sind verstummt.

1.1 Warum ist das so? Was ist hier passiert?

Wir müssen dieser Frage nachgehen. Die Psychomotorik hat den Anspruch, individuumzentriert und lebensspannenübergreifend zu arbeiten. Von daher ist zunächst immer zu klären (thematische Analyse): mit wem haben wir zu tun? Auf wen müssen wir uns einstellen? Welche Entwicklungsaufgaben und Daseinsthemen haben Menschen in diesem Lebensabschnitt? Was brauchen sie?
Wir können Menschen nämlich nur erreichen, wenn wir verstehen.

Ein erster Schritt zum Verstehen ist, zu fragen: „wo und wie leben sie?" Denn dieser Lebensraum (wo) bestimmt letztlich, **wie** sie sind.[1]

[1] Im Kinderbereich liegt dieses Wissen äußerst differenziert vor, im Bereich der institutionalisierten Altenhilfe stehen wir noch eher in den Anfängen. Außerdem ist dieses Wissen eher für Altenpfleger als für Psychomotoriker zugänglich.

Mittlerweile gilt als allgemeines, von der gerontologischen Wissenschaft vielerorts untermauertes Wissen, dass die Lebensbedingungen in einem herkömmlichen Pflegeheim nicht den Anforderungen an würdevolles, selbstbestimmtes Lebens im 21. Jahrhundert entsprechen[2].

1.2 Eine gewagte Behauptung – was sind die Gründe?

Es gibt viele Begründungen, die zu dieser Aussage führen, hier können wir nur drei wesentliche nennen:

- **Ein Pflegeheim ist eine Institution**

Und damit tragen alle Pflegeheime immer, stärker oder schwächer ausgeprägt, die „Merkmale der totalen Institution" die schon seinerseits GOFFMANN (1961) in seiner klassischen Studie beschrieben hatte:

- *Alle Aktivitäten vollziehen sich an der gleichen Stelle und unter derselben Autorität.*
- *Jede Phase der täglichen Aktivitäten wird von den Mitarbeitern der Institution gemeinsam mit einer großen Gruppe von „Schicksalsgenossen" ausgeführt, wobei alle – im Prinzip – gleich behandelt werden.*
- *Alle Phasen des Tagesablaufs sind genau geplant und durch ein System formaler Regeln vorgegeben, deren Einhaltung durch die Mitarbeiter der Institution überwacht und gegebenenfalls sanktioniert werden.*
- *Die verschiedenen erzwungenen Tätigkeiten werden in einem rationalen Plan vereinigt, der angeblich dazu dient, die offiziellen Ziele der Institution zu erreichen. Tatsächlich aber hat er die Funktion, die menschlichen Bedürfnisse einer großen Gruppe von Menschen nach bürokratischen Prinzipien zu managen. Es besteht eine fundamentale, kastenähnliche Trennung zwischen der großen gemanagten Gruppe der „Insassen" und der wesentlich kleineren Gruppe des Personals. Während erstere in der Institution leben müssen und nur beschränkten Kontakt zur Außenwelt haben, verbringen letztere in der Regel nur ihren Arbeitstag in die Institution und sind sozial in die Außenwelt integriert.*

---

[2] Vgl. exemplarisch: Koch-Straube 1997, Gielen 1997, Heinemann-Knoch/Schönberger 1997, Bundesministerium für Frauen, Familie, Senioren und Gesundheit 2002, Dörner 2002

– *Totale Institutionen sind „soziale Zwitter", weil sie sowohl einerseits eine Wohn- und Lebensgemeinschaft bilden als auch andererseits formale Organisationen sind, für die der Gesichtspunkt bürokratischer Zweckrationalität bestimmend ist*[3].

Legt man diese Messlatte an ein Pflegeheim an, finden sich viele Entsprechungen. Der Dienstsplan beispielsweise regelt zwar auf den ersten Blick nur die Arbeitszeiten der Mitarbeiter, aber auf den zweiten Blick wird deutlich, dass er minutiös den Alltag – und damit das Erleben der Bewohner, mehr noch, das **Leben** schlechthin vorschreibt. Wann wird geschlafen, wann wird aufgestanden, wann wird sich gewaschen, wann wird „beschäftigt"? Der Essensplan regelt, was es zu essen gibt, nicht persönlicher Geschmack und Vorlieben, der Aktivierungsplan bestimmt, wann bewegt und wann gebastelt wird, nicht dann, wenn man einfach Lust dazu hat.
Der Einzug in ein Heim und damit die einseitige Unterordnung unter die dort herrschenden Regeln bedeuten ein (plötzliches) Aufgeben vertrauter alltäglicher Selbstverständlichkeiten, ein Zerreißen des sozialen Netzes und ein Zerbrechen des lebenslang gewohnten Zeitbezugs. Selbstbestimmung muss zugunsten der Heimordnung und Dienstpläne aufgegeben werden, die Prinzipien der „erlernten Hilflosigkeit"[4] und der „sich selbst erfüllenden Prophezeiungen" beginnen (nach mehr oder weniger Widerstand) zu wirken: die Bewohner erleben sich selbst als inkompetent, alt, krank, unselbständig ... Pflegebedürftigkeit bedeutet dann nicht mehr, dass sie – in mancher Hinsicht – zwar der Hilfe anderer bedürfen, dass sie zwar geschwächt und behindert, aber ansonsten die gleichen sind, die sie in früheren Jahren einmal waren. Damals haben sie als tatkräftige Menschen Kinder großgezogen und Berufe ausgeübt, haben ihre Leben gemeistert.[5] Wenn die Entscheidungsmacht der MitarbeiterInnen (*„Gebadet wird nicht, weil ich Lust dazu verspüre, sondern weil es auf dem Badeplan steht..."*) zu oft (und übergriffig) erlebt wird, wächst die Ohnmacht, das Gefühl der Hilflosigkeit und die Überzeugung, keine Kontrolle mehr über die eigenen Belange zu haben. So entsteht ein sich negativ verstärkender Kreislauf: der Versuch der alten Menschen, ihre durch Krankheiten und Behinderungen sowieso schon belastete Lebenssituation zu bewältigen, reduziert sich – wenn die Menschen in einem Pflegeheim leben müssen – angesichts der Machtfülle des Teams und der gesamten Institution weitgehend auf Anpassung. Aber durch übermäßige (und erzwun-

---

3 vgl. Goffmann in: Gielen, 1997, S.9f
4 Seligman 1992
5 vgl. Koch-Straube 1997

gene) Anpassung an die Erwartungen anderer werden – wie wir aus der Selbstkonzeptforschung wissen – eigene Gefühle, Wünsche oder Meinungen immer undeutlicher und verschwinden ganz. Das bedeutet letztlich, die eigene Identität zu verleugnen, bedeutet, sich selbst zu verlieren. Ein „Falsches Selbst"[6] entsteht, in dem Eigenständigkeit und Durchsetzungskraft fehlt. Sich schwach, abhängig und schutzbedürftig zu empfinden, wird unwiderruflich und selbstverständlich – aber die Diskrepanz zu dem, wie man früher war, bleibt irgendwo tief verborgen spürbar. Was bleibt: der Rückzug in sich selbst. Der „Anstaltscharakter der Heime"[7] macht ein würdevolles und selbstbestimmtes Leben alter Menschen aufgrund seiner Institutionslogik oft unmöglich.

- **Das medizinisch orientierte Pflegeparadigma**

Alten- und Pflegeheime sind von ihrer Geschichte her entstanden aus Spitälern zur Versorgung alter, gebrechlicher Menschen. Das war damals eine weitreichende humanitäre Verbesserung – aber mittlerweile leben wir im 21. Jahrhundert, haben völlig andere gesellschaftliche Bedingungen und moralisch-ethische Vorstellungen, Lebensentwürfe, Leitbilder – und die Altenheime sind immer noch den strukturellen und inhaltlichen Bedingungen von Krankenhäusern untergeordnet[8].

Die krankenpflegetheoretische Defizitorientierung dominiert in der Altenpflege nach wie vor. Das bedeutet die Einstellung zu glauben, hier leben kranke Menschen, die versorgt und behandelt werden müssen – von anderen. Nicht Menschen, die hier ihr **Zuhause** haben, die tun und lassen können, was sie wollen und nur teilweise der Hilfe bedürfen. Zum Glück scheint sich auch in der „normalen" Altenpflege langsam ein Paradigmawechsel anzubahnen. Er wird eingeleitet vor allem durch das Bemühen, bessere Lebensbedingungen für demenzkranke Menschen zu schaffen, die aufgrund ihrer Krankheit gar nicht mehr in der Lage sind, sich an fremde Regeln anzupassen. Gesundheitsfördernde und ressourcenorientierte Ansätze gewinnen mehr Raum und verändern die Pflegeleitbilder. Nicht mehr die „drei s" (satt, sauber, still) sind Ziel der Pflege, sondern vielmehr können Werte wie Lebenssinn, Lebenszufriedenheit und Wohlbefinden – trotz Krankheit und Behinderung – an Bedeutung gewinnen. Lebensbedürfnisse der Menschen

---

6 Koch-Straube 199, 236

7 Heinemann-Knoch/Schönberger 1997, 639

8 In den 68er Jahren wurden die Kinderheime verändert („holt die Kinder aus den Heimen"), dann folgten die Behinderteneinrichtungen und die Einrichtungen für Psychisch Kranke („Psychiatrie-Enquete") – wann kommen die alten Menschen dran? (vgl. Dörner 2003)

wie Wohnen und Zuhause, vertraute Lebensgewohnheiten, Selbstbestimmung, aber auch die Verarbeitung von Verlusterfahrungen stehen im Blickpunkt von konzeptionellen Überlegungen. Es stellt sich allerdings nach wie vor die Frage, ob nicht die „neuen“ lebensweltorientierten Pflegetheorien, die nicht die Krankheit, sondern den alten Menschen in den Mittelpunkt stellen, an den Rahmenbedingungen der „Institution“ scheitern müssen, so lange diese in ihrer Struktur ihre enge Verwandtschaft mit dem Krankenhaus in architektonischer wie in organisatorischer und ideeller Hinsicht nicht verbergen kann[9] (und will).

- **Die Dominanz der somatischen Pflege**

In der Altenpflege wurde übernommen, was die Krankenpflege bestimmt: das somatische Modell der modernen naturwissenschaftlichen Medizin[10], ein Verständnis von Altenpflege als auf Körperpflege und Versorgung zentrierte „Verwahrung“.

Die Bewohner leben in einer Situation, in der sie sich – physisch und psychisch – ständig vor fremden Menschen entblößen müssen.[11] Die vielfältigen notwendigen Pflegehandlungen werden „an ihnen vollzogen“, sie lassen sie meist passiv über sich ergehen. Dass diese Handlungen als Übergriffe in den persönlichen, intimen Schutzraum erlebt werden, den jeder erwachsene Mensch entwickelt (und ein Leben lang praktiziert) hat, resultiert weniger aus der Tatsache, dass die Pflegebedürftigkeit ein „Betreten des Raumes“ notwendig macht, sondern vielmehr daraus, dass dem alten Menschen in der Regel nicht die Kontrolle gewährt wird, ob er von sich aus solche Grenzüberschreitungen – etwa aus Einsicht in die Notwendigkeit – gestatten oder möglicherweise auch verwehren kann.

Durch das kontinuierlich notwendig „technische“ Berühren“[12] werden die alten Menschen zu Pflegeobjekten. Die „Enteignung des Leibes“[13], die weitgehende Reduktion der Pflege auf einen technischen Umgang mit dem Körper, unterstützt das Entstehen des „falschen Selbst“. Man erlebt **sich** als jemand, der nur noch aus diesem (oft) schmerzenden Körper mit seinen Einschränkungen und Behinderungen besteht, dem fast ausschließlich auf dieser Ebene begegnet wird. Die meiste Zeit des individuellen Kontaktes wird für die körperbezogenen Tätigkeiten (ver-

---

9 vgl. Heinemann-Knoch/Schönberger 1997

10 basierend auf der Konstruktion eines reparaturfähigen „Nur-Körpers“ (Ritter 1982,41 in Koch-Straube 1997, 231)

11 vgl. Koch-Straube 1997

12 Koch-Straube 1997, 233

13 Koch-Straube 1997, 236

sorgen und behandeln) verwendet. Der Mensch ist ständigen Manipulationen ausgesetzt ist und droht, seine Würde beim Windelwechsel zu verlieren. Kommunikation und Kontakte sind äußerst einseitig, die Machtstrukturen klar („*Jetzt sind Sie dran ...*“), die eigenen Ängste, Unsicherheiten, das Schamgefühl bleiben auf der Strecke. Was bleibt? Der Rückzug in sich selbst.

1.3 Wie wirken sich solche Lebensbedingungen aus?

Mit Einzug in ein Pflegeheim verändern sich die Lebensbedingungen – und damit auch die Menschen. Beeinträchtigt von psychoorganischen Behinderungen wird sich das Lebensende in einer Institution abspielen. Sie müssen die Kränkung hinnehmen, es nicht mehr selbst zu schaffen. Die Lebensthemen sind verstärkt von kritischen Lebensereignissen und negativen Erfahrungen geprägt. So drohen beispielsweise die sozialen Bezüge abzusterben, Verlusterfahrungen sowohl möglicherweise des Partners, aber auch der eigenen körperlichen, geistigen und psychischen Funktionen häufen sich und müssen bearbeitet (oder ausgehalten) werden. Eine selbstbestimmte Lebensführung ist nicht mehr möglich. „Existentiell betrachtet handelt es sich um Verletzungen des sozialen, seelischen und körperlichen Selbst- und Fremderlebens, der Versehrtheit, des Ganz- und Unbeschädigt-seins, das mich meiner Welt und meine Welt mir existentiell entfremdet: Ich verliere meinen Halt, meine Orientierung, meine Energie (...) Sie betreffen den Kern unserer Identität und unseres Sicherheitsgefühls.“ [14]

Dieses skizzierte Erleben der Menschen trifft auf die strukturellen und organisatorischen Rahmenbedingungen in einem Pflegeheim. Und hier entsteht, abgeschieden von der Umwelt, ein eigenes System. Vorherrschend und den Tagesablauf (und die Beziehung der Menschen untereinander) absolut bestimmend ist, wie gesehen, die medizinisch-pflegerische Versorgung der kranken Körper nach einem festgelegten Dienstplan, der wenig Gestaltungsspielraum zulässt. Mit dieser Konzentration auf Körperpflege, mit der „Dominanz von Betten und Windeln, der Allgegenwart von Krankheiten und Behinderungen“ [15] fördert ein Pflegeheim den inneren Rückzug der Bewohner. Die Energie und Fähigkeiten reichen nicht aus, um die eigenen Bedürfnisse – entgegen den (vorgegebenen) Erwartungen – produktiv umzusetzen. Und diesem Bild begegnen wir in unserer Arbeit: Die vielen Menschen, mit

---

[14] Steiner-Hummel, 1993,4f

[15] Koch-Straube 1997,112

ihren höchst unterschiedlichen Biographien und Persönlichkeiten erscheinen auf den ersten Blick alle ähnlich. Sie haben nämlich ein gemeinsames Thema: Rückzug. Es ist der Rückzug aus dem Alltag der jetzigen Lebenssituation mit den ständigen Eingriffen in die intimsten Bereiche des eigenen Daseins, der Rückzug in Erinnerungen, in Desinteresse an der Gegenwart, in Vor-sich-hin-Dämmern, in die Verwirrung. Und in die Bewegungslosigkeit.

Diese Bewegungslosigkeit drückt sich nicht allein in motorischen Einschränkungen aus wie dem gehemmten Gang, den kleine Schritten, den steifen Armen, sondern auch in der Starrheit der Körper, den eingefrorenen Gesichtszügen, den hängenden Schultern. Wir wissen um die Zusammenhänge zwischen Seele und Körper, zwischen psychischen Konflikten und Körpersymptomen, wir wissen, dass Erlebtes immer sein Pendant im Körper hat („der Leib vergisst nichts..."). Und im Alter kommt noch etwas hinzu: der biologische Organismus, der den Naturgesetzen des Alterns unterliegt und seine Adaptationsfähigkeit zunehmend verliert, wirkt wieder zurück: Hände, die schlaff und leblos werden, weil es nichts mehr zu tun gibt, Blicke, die gesenkt bleiben, weil sich nichts Interessantes mehr zeigt, Beine, die sitzen bleiben, weil es sich nicht mehr lohnt, „in die Welt zu gehen"[16] – sie können dann irgendwann auch wirklich nicht mehr zupacken, nicht mehr aufmerksam zusehen, nicht mehr laufen.

Aber etwas gibt uns Hoffnung: solange Menschen leben, können sie sich auch wieder mehr bewegen, **wenn** sie es tun (auch wenn nicht mehr so wie früher). Durch „praktischen Vollzug" gehorcht der Körper wieder mehr. Aber bevor zentralnervöse und muskuläre Prozesse stattfinden, muss etwas im Bewusstsein geschehen, muss der Mensch erreicht werden auf seinem Weg in den Rückzug: „zuerst muss die Seele bewegt werden"[17] Wenn es wieder etwas Interessantes zu sehen, riechen, schmecken gibt, wird man wieder aufmerksam, wenn sinnliche Erfahrungen das eintönige Einerlei unterbrechen und durch kleine „Körpersensationen" der Körper wieder spürbar wird, wird man wach und sich seiner selbst bewusst. Wenn man von einer freundlichen Berührung erreicht wird, von einem wertschätzenden Lächeln, wird einem warm ums Herz. Wenn ein Luftballon vor der Nase tanzt, kann man auf einmal Arme, die steif und unbeweglich waren, wieder bewe-

[16] vgl. Bollnow 1966

[17] „Wenn sich die Seele bewegt, bewegt sich auch der Körper" (Böhm1999 in: Majerius, 1999, 8)

gen, wenn ein Ball hinter den Stuhl rollt, kann man sich auf einmal wieder bücken.

Nur: Bei vielen Menschen im Pflegeheim reichen die eigenen Energien nicht mehr aus, sich gegen die Übermacht der institutionellen Lebensbedingungen zu behaupten und selbst für die Bewegung, die Anregungen zu sorgen, die der Mensch im allgemeinen braucht, um lebendig und „da" zu sein. Hier sind die Menschen – wie der Mensch am Anfang seines Lebens auch – auf intensive Zuwendung angewiesen, die ihnen das bietet, was sie brauchen. Wie wir gesehen haben, bedrohen das medizinisch orientierte Pflegeparadigma und die vorherrschend somatische Pflege die innere Lebensordnung noch weiter statt sie zu stabilisieren. Hilfe von außen darf sich nicht auf körperliche Pflege beschränken, sondern muss dabei helfen, das Leben neu zu ordnen und Hilfe annehmen zu können, ohne in seiner Selbständigkeit bedroht zu sein. Hilfe von außen muss bedeuten, dass der Mensch – trotzdem – sich selbst treu bleiben kann. Dass er **sich** spürt, weil er seinen Körper spürt, dass sinnliche Erfahrungen und Körpererleben seine eigene Identität stärken, dass soziale Verbundenheit erfahren werden, dass er Kontrolle und Wirksamkeit seinen Handelns erlebt. Eine stützende Umgebung kann den sich verlierenden, Sicherheit suchenden Menschen stärken und ihm wieder mehr Halt geben. Unsere psychomotorische Arbeit kann ein Stück weit diesen Halt und diese Zuwendung geben. Wir können vielerlei Anregungen bieten – und erleben, dass sich mancher aus seiner Versunkenheit wieder in die Welt zurück bewegt. Dann werden Menschen (zeitweilig) wieder zu den individuellen Persönlichkeiten, die sie sind.

1.4 Salutogenetische Perspektive

Wieder etwas Neues in der Psychomotorik-Landschaft? Nutzt sie uns zum besseren Verstehen der Lebenswelt Altenheim?
Der Paradigmawechsel in den Gesundheitswissenschaften, der mit *Antonowskys* Konzept der Salutogenese[18] eingeläutet wurde, macht (vorläufig noch) gerade vor denjenigen halt, denen ein Umdenken (weg von dem somatischen, medizinisch orientierten pathogenen Modell hin zu einem salutogenetischen Modell) das Leben wieder lebenswert machen könnte – trotz Krankheiten, Behinderungen, Schmerzen und Pflegebedürftigkeit. Vor denjenigen alten Menschen, die am Ende eines langen gelebten Lebens an ihrer letzten Station angelangt sind.

[18] vgl. Antonowsky 1979, 1993,1997

Dieser Paradigmawechsel bedeutet nämlich ein Umdenken: die Frage ist nicht mehr, welche Risikofaktoren bedrohen unsere Gesundheit und wie können wir sie vermeiden, sondern: welche „Schutzfaktoren“ sorgen dafür, dass wir trotz großer Belastungen gesund bleiben oder wieder (mehr) gesund werden? Wobei Gesundheit relativ zu sehen: es gibt nicht nur ein entweder „krank“ oder „gesund“, sondern jeder Mensch bewegt sich zwischen diesen beiden Polen, hat sowohl kranke, als auch gesunde Anteile. Die Menschen im Pflegeheim haben alle viele kranke Anteile, aber auch gesunde – nur werden diese nicht geachtet und verlieren so ihre Wirksamkeit in bezug auf das Selbstwertgefühl, auf die eigene Befindlichkeit, letztlich auf die Überzeugung von Lebenssinn. Und gerade dieser Lebenssinn ist nach *Antonowskys* Modell entscheidend für das Erleben von – und den immerwährenden Kampf um – Gesundheit (wobei „Gesundheit“ vielleicht hier treffender mit „Wohlbefinden“ umschrieben sein könnte).

Nach dieser „neuen“ Sichtweise ist Gesundheit ein Balanceproblem: Ein Mensch fühlt sich um so gesünder, je besser es ihm gelingt, die ständig auf ihn einwirkenden „Stressoren“ auszubalancieren. Stressoren können von außen wirken (z.B. Krankheitserreger, berufliche Überforderung, Stress, Lärm etc.) oder von innen (z.B. Überforderung, Gefühle der Sinnlosigkeit, Abhängigkeiten, Kontrollverlust, etc.). Die Fähigkeit, diese Belastungen auszubalancieren, ist abhängig von den „generalisierten Widerstandressourcen“, die ein Mensch zur Verfügung hat und vor allem von der Bereitschaft, seine Ressourcen zum Ausbalancieren von gesundheitsbedrohenden Belastungen auch wirklich zu mobilisieren. Und das wiederum hängt ganz entscheidend von einem „grundsätzlichen Lebensgefühl“ ab, das jeder Mensch im Laufe seiner Entwicklung individuell (mehr oder weniger stabil) erworben hat: von dem sog. „Kohärenzgefühl“ des Menschen. Dieses Kohärenzgefühl kann sinnbildlich verstanden werden als der Sockel, auf dem jemand steht und versucht, Belastungen auszubalancieren.[19]

Das Kohärenzgefühl (The sense of coherence SOC) setzt sich aus drei „heilsamen Faktoren“[20] zusammen:

1. Aus der Überzeugung, dass die Anforderungen aus der Umwelt strukturiert, vorhersagbar und interpretierbar sind und er sie verstehen kann („Gefühl der Verstehbarkeit“),
2. aus der Überzeugung, dass die eigenen Fähigkeiten ausreichen, diese Anforderungen zu bewältigen („Gefühl der Machbarkeit“),

---

[19] vgl. Brodtmann 1999
[20] Antonowsky 1993,11

3. aus der Motivation, die Anforderungen als Herausforderung zu sehen und der Gewissheit, dass es sich lohnt, Energien und Engagement zu investieren („Gefühl der Bedeutsamkeit“).

Je stärker ausgeprägt das Kohärenzgefühl eines Menschen ist, desto erfolgreicher kann er die Belastungen bewältigen, die unweigerlich – und immer wieder neu – auf ihn einströmen.
Die zentrales Wirkung eines stabilen Kohärenzgefühls besteht also in der tiefreichenden Überzeugung, dass das Leben, das man führt, sinnvoll ist und die Aufgaben, die man bewältigen muss, zu lösen sind und es sich lohnt, sich dafür zu engagieren.

Diese grundlegende Überzeugung von der Sinnhaftigkeit des eigenen Lebens ist verknüpft mit einem positiven Selbstkonzept und wird genährt und unterstützt von weiteren Schutzfaktoren:

Dazu gehören:
- die Überzeugung, die Kontrolle über sein Leben behalten zu können (Kontrollüberzeugung),
- die Erwartung, dank der verfügbaren Kompetenzen selbst wirksam werden zu können (Selbstwirksamkeit),
- die Bereitschaft und Möglichkeit, selbstbestimmt **eigene** Ziele zu verfolgen (Autonomie),
- Eingebundensein in ein soziales Netz und soziale Beziehungsfähigkeit,
- eine optimistische Grundeinstellung,
- die generelle Einstellung, Veränderungen im Leben als Herausforderung zu sehen,
- Offenheit für Neues,
- Konfliktfähigkeit.

Wie Belastungen erlebt und verarbeitet werden, hängt auch ab von der persönlichen Einstellung zu ihnen. Und die wiederum hängt ab von den „personalen Ressourcen“, die jeder zur Verfügung hat, um sie zu bewältigen: Je besser personale Ressourcen entwickelt sind, desto zuversichtlich in die eigenen Fähigkeiten ist ein Mensch und desto mehr Bewältigungsstrategien stehen ihm zur Verfügung, um die Belastungen auszugleichen.
Zu diesen persönlichen Ressourcen gehören die konstitutionelle Stabilität (angeborene und erworbene psychische Befindlichkeit und körperliche Verfassung), die zur Verfügung stehende Gesundheitspraktiken (Mittel, mit deren Hilfe gezielt versucht wird, potentielle negative Auswirkungen von Belastungssituationen vorzubeugen oder aktuell auftretende Belastungen zu reduzieren wie Medikamente, Stärkungs-

mittel) und die Möglichkeit, andere Praktiken einzusetzen, um Belastungswirkungen so weit abzupuffern, dass sie nicht mehr krankheitsauslösend sind (wie z.B. Entspannungstechniken, Ausdauersport, Bewegungsmeditation etc.)

In einem herkömmlichen Pflegeheim findet sich all das, was *Antonowsky* aufzeigt, was der Gesundheit dient und Schutzfaktoren darstellt, nicht (oder kaum). Gerade die Menschen, die sowieso schon krank sind, und gerade diejenigen, die – damit sich ihr Zustand nicht noch mehr verschlechtert – umso mehr Unterstützung bräuchten, ihre Widerstandressourcen zu mobilisieren, diejenigen sind nicht nur allein gelassen, sondern, wie gesehen, den institutionellen Rahmenbedingungen „ausgeliefert". Ihre persönlichen Widerstandressourcen werden immer weiter gebrochen.
Und noch etwas kommt hinzu: Menschen im Pflegeheim leben sowieso schon unter für den biologischen Organismus erschwerten Bedingungen: sie sind **alt** – und die Leistungs- und Funktionsfähigkeit aller Organe und Organsysteme sinkt im Alter kontinuierlich und vor allem – nachweislich – ohne Bewegung auch noch sehr viel schneller. Auch dieses naturgegebenen Phänomen wirkt als mitbestimmender „Stressor" ein. Die Menschen hier sind außerdem meist sowieso schon geschwächt aufgrund von Krankheiten und Behinderungen. Und wenn dann unter den Lebensbedingen im Heim Lebenssinn und Lebensmut, positives Selbstkonzept und soziale Anerkennung wegbrechen, dann hat dies auf dem Umweg über das Immunsystem auch Einfluss auf die organische Widerstandfähigkeit. Und die seelische Widerstandsfähigkeit gegenüber Belastungen ist in einem „sperrigen Leib"[21] noch mehr auf eine harte Probe gestellt.

Einiges an Lebenssinn und Lebensmut könnte diesen Menschen durch ein Umdenken zurückgegeben werden: Indem ihnen wieder existentielle Erfahrungen ermöglicht werden, erhalten sie „Nährstoffe", die zum grundlegenden und unverzichtbaren Kohärenzgefühl beitragen. Dazu gehören beispielsweise (wie gesehen):

- Kontrollüberzeugung (*„Kann ich (ein Stück weit) beeinflussen, was geschieht oder muss ich mich immer nur unter fremde Regeln anpassen?"*)
- Autonomie, Selbstbestimmung (*„Kann ich selbst bestimmen, wann ich ins Bett gehe und aufstehe?"*)
- Soziale Eingebundenheit (*„Habe ich das Gefühl, für jemanden bedeutsam und einzigartig zu sein? Dass mich jemand mag?"*)

---

[21] vgl. Bollnow 1966

- Beschäftigung („*habe ich etwas Sinnvolles zu tun, bin ich nützlich?*")

Solche Erfahrungen beeinflussen den Kohärenzsinn, also den „Sockel", auf dem der Mensch steht und seine Belastungen ausbalanciert, die Überzeugung von der Sinnhaftigkeit des eigenen Leben, sie nähren also den Lebenssinn.
Auch über eine Stärkung der personalen Ressourcen kann eine nährende Situation entstehen und ein Kreislauf kann einsetzen: Menschen, denen mehr personale Ressourcen zur Verfügung stehen, haben von vorneherein oft eine andere Einstellung gegenüber den unausweichlichen Belastungen. Im Vergleich zu Menschen mit geringeren personalen Ressourcen nehmen sie eine bedrohliche Situation von vorneherein „entschärfter" wahr, müssen nicht so viele Energien zu deren Bewältigung einsetzen und gehen wiederum stabilisiert und in der Überzeugung gestärkt daraus hervor, dass die eigenen vorhandenen Fähigkeiten, dass die eigenen Ressourcen ausreichen, um mit Belastungen fertig zu werden.

Wir sehen also: die salutogenetische Perspektive kommt in weiten Teilen dem nahe, was in der Motologie (als „Mutterwissenschaft" der Psychomotorik) als grundlegend angesehen wird. Plakativ und auf einen kurzen Nenner gebracht: „Handlungskompetenz", d.h. die Fähigkeit, anfallende Lebensaufgaben zu meistern, führt, eingebettet in das Erleben von Autonomie, Selbstwirksamkeit und Kontrolle zu einem tief verwurzeltem Selbstwertgefühl – und damit Lebenssinn.
Das, was die Psychomotorik leisten kann, ist ein Beitrag zur Stärkung der personalen Ressourcen. Sie trägt damit bei zu einer Vertiefung der „generalisierten Widerstandquellen". Die Erfahrungen wirken zusammen und tragen auf einer erlebbaren und erfahrbaren Ebene dazu bei, Handlungskompetenz zu erweitern (oder hier: überhaupt zu erhalten). Mit größerer Selbstwirksamkeit und einem größeren Repertoire an Fähigkeiten und Reaktions- und Gestaltungsmöglichkeiten in einem bewusst erlebten und erfahrenen Körper – in einem sich bewegenden und bewegten Körper – können die anstehenden Lebensaufgaben besser angegangen, können die Belastungen bearbeitet werden. Bewegungs- und Wahrnehmungserfahrungen bedeuten unmittelbare, spürbare sinnliche Genüsse. Damit wird das „In-der-Welt-Sein", das Lebendigsein wieder erlebbar und man spürt sich nicht mehr ausschließlich als kranker, schmerzender, funktional behandelter Körper. Zwischenmenschliche Kontakte sind nicht nur reduziert auf Pflegehandlungen, sondern vermitteln Begegnung und Wertschätzung. Indem in den psychomotorischen Angeboten Gefühle von „Machbarkeit", „Kontrollierbarkeit",

„Bewältigbarkeit“ und „Sinnhaftigkeit“’ erlebt werden, können solche Angebote als „salutogenetische Quellen“[2] dienen.

Die Kompetenzbereiche der Ich-, Sozial- und Sachkompetenz der Psychomotorik im Alter[23] zielen ab auf die Stabilisierung und Stärkung der Person, damit diese die in diesem Lebensabschnitt anstehenden Daseinsthemen und Entwicklungsaufgaben besser bewältigen kann. Sie versuchen, Kompetenzen zu unterstützen, die ganz im Sinne Antonowskys „personalen Ressourcen“ wirken und persönliches Wohlbefinden erhöhen.

1. Bezogen auf sich selbst, den eigenen Körper, den erfahrenen und erlebten Leib, die kognitive Orientierung, die physiologisch-biologischen Veränderungen – die Erfahrungsfelder der „Ich-Kompetenz“ beinhalten die Stärkung der Person.
2. Bezogen auf soziale Bedürfnisse, dem Aufgefangen und Getragen werden in einer Gemeinschaft, auf die Unterstützung bei der Bewältigung von Belastungen, auf das verstanden, wertgeschätzt und gemocht zu werden – die Erfahrungsfelder der „Sozial-Kompetenz“ beziehen sich auf Gegebenheiten des sozialen Netzwerkes.
3. Bezogen auf den Umweltbezug, das Dasein in der Welt – die Erfahrungsfelder der „Sach-Kompetenz“ ermöglichen durch konkret-sinnliche Erfahrungen, durch materiale Erfahrungen, durch eigenes Tun, dass der Bezug zur Umwelt und die Neugier auf die Dinge der Welt – und damit auf die Welt um sich herum – erhalten bleibt, wach bleiben kann.

Erfahrungen in diesen Feldern unterstützen Identität, Selbstkonzept, Daseinsfreude – aber es bleibt trotzdem: Die Menschen hier stehen am Ende einer langen Biographie. Es ist nicht zu erwarten, dass jemand ein völlig Anderer wird im Alter. Persönliche Entwicklung erfolgt ein Leben lang in der wechselseitigen Auseinandersetzung mit der Umwelt, der „Kern“ jedoch bleibt. Das Kohärenzgefühl bildet sich von Beginn der Existenz aus, wird genährt von unendlich viel Erfahrungen, die sich irgendwo niederschlagen – am Ende stehen vor uns gewordene Menschen mit ihrer je eigenen Biographie. Und jemand, der während seines gesamten Lebens weniger Lebensmut, weniger Selbstsicherheit, weniger Ressourcen hatte, wird sich im hohen Alter nicht mehr grundlegend ändern.[24] Menschen mit einem gering ausgeprägten Kohärenz-

---

22 Haas 1999, 66

23 vgl. Eisenburger 2003

24 Was nicht heißt, dass in der Kindheit unverrückbar zementiert wird, was nicht mehr verändert werden kann. Wie uns „Es ist nie zu spät, eine glückliche Kindheit zu haben“ (Furman 2000) gezeigt hat, sind Entwicklungen immer möglich – aber es bedarf größerer Anstrengung, sie zu erreichen.

gefühl werden die Belastungen im Heim noch viel stärker erleben als andere und sie haben viel weniger Ressourcen zur Verfügung, ihnen zu begegnen.

1.5 Was ist zu tun?

Man bräuchte keine Psychomotorik, wenn Kinder viel herumtoben, viel draußen sind, wenn sie geborgen in einem „warmen Nest“ aufwachsen, sich selbstbewusst und ihrer selbst sicher werdend spielend die Welt erobern...

Man bräuchte keine Psychomotorik, wenn alte Menschen sich vielseitig bewegen – trotz oder mit körperlichen Einschränkungen und Bedarf an (punktueller) Pflege, geistig interessiert sind, in einem sozialen Netz gehalten werden, selbstbewusst, selbstbestimmt und selbstsicher mit stabilem Lebensmut in der Umwelt leben und sinnstiftende Tätigkeiten finden, wenn sie die Verlusterfahrungen (ob körperlich oder sozial) des Alters nicht als persönliche Kränkung empfinden, sondern als Aufgabe, die es in diesem Lebensabschnitt zu bewältigen gilt....

Man bräuchte keine Psychomotorik, wenn die Menschen tätig sein, wenn sie – selbstbestimmt – handeln können.

Beschäftigt sein, tätig sein – das wäre hier im Pflegeheim ein möglicher Schlüssel. Damit würden sich alle anderen Themen von allein ergeben, wären nicht künstlich zugeführt, sondern im lebendigen Alltag einfach da. Plakativ formuliert:

- Wir machen Körpererfahrungen, denn handeln vollzieht sich nur durch den Körper,
- wir machen sinnliche Erfahrungen, denn ohne Wahrnehmung gibt es kein Bewegen, ohne Bewegen kein Wahrnehmen,
- wir nutzen die angeborenen natürlichen Möglichkeiten aus, die ein Körper hat, um sich zu bewegen,
- wir geben dem biologischen Organismus (wenigstens ein Mindestmaß) an den Bewegungsreizen, die er braucht, um seine Funktionsfähigkeit auch im Alter zu erhalten,
- wir üben das Gedächtnis und die kognitiven Funktionen (Handlungsabläufe müssen geplant und durchgeführt werden, es muss koordiniert und entschieden werden), die genau wie der biologisch-organische Organismus des ständigen Gebrauchs bedürfen, um nicht zu verkümmern,

---

[24] Was nicht heißt, dass in der Kindheit unverrückbar zementiert wird, was nicht mehr verändert werden kann. Wie uns „Es ist nie zu spät, eine glückliche Kindheit zu haben“ (Furman 2000) gezeigt hat, sind Entwicklungen immer möglich – aber es bedarf größerer Anstrengung, sie zu erreichen.

- wir denken und überdenken, planen und interpretieren, fühlen und empfinden,
- wir finden nach geleisteter Arbeit zufriedene Entspannung,
- wir erhalten uns durch die ständigen konkret-sinnlichen Erfahrungen der materialen Welt und unseres Umganges mit ihr die „sensomotorische Intelligenz“,
- wir behalten durch den Umgang mit den Dingen den Bezug zur Umwelt und das Interesse an der Welt,
- wir leben als Naturwesen, die wir sind (ein Wissen, das uns Städtern fast verloren gegangen ist) in Kontakt mit der Natur und können ihre heilsamen Kräfte genießen.
- Das (für uns) sinnvoll Beschäftigt sein, Tätig sein gibt uns das unersetzbare Gefühl, wertvoll zu sein, bedeutsam zu sein, etwas zu leisten, zu etwas nütze zu sein – sein Leben (zumindest in Teilbereichen) bestimmen und beeinflussen zu können, (Autonomie, Selbstwirksamkeit und Kontrolle).
- Wenn dieses Beschäftigt-sein eingebettet ist in ein soziales Netz von Beziehungen, wobei nicht die Dichte der Fäden entscheidend ist, sondern deren Festigkeit, sind die Bedingungen für ein zufriedenes Dasein in (relativem) Wohlbefinden gegeben.

Beschäftigt sein, tätig sein – heißt: Bewegung – so wie Psychomotorik „Bewegung“ versteht.

So selbstverständlich das scheint – die Realität in einem Pflegeheim sieht (noch) anders aus. Dort leben Menschen, die von sich aus eben gerade diese Suche nach Beschäftigung aufgegeben haben und denen es die Lebensbedingungen in der Institution verwehren, wieder Zugang zu ihnen zu finden – sie sind bewegungslos geworden. Wir Psychomotoriker können ein ansonsten sinnentleertes Dasein nicht mit Sinn und Zuversicht füllen, aber wir können (und müssen) – wenn wir schon nicht für umfassende Beschäftigung sorgen können – die Erfahrungsfelder (einzeln) anbieten, deren Summe sich quasi – wie gesehen – zwangsläufig aus dem Beschäftigt sein ergeben würde.

Aber wir dürfen eines nicht vergessen: so, wie das Leben von seiner unendlichen Vielfältigkeit hier im Heim zusammenschnurrt ist auf einen kleinen Ausschnitt, so ist auch die riesige Palette der Angebote, die die Psychomotorik sonst hat, zusammengeschnurrt auf wenige. So vielfältig wie die Bewegungs- und Handlungsmöglichkeiten der Menschen in einer Turnhalle sind, so eingeschränkt sind sie für Menschen, die nur noch auf Stühlen oder im Rollstuhl sitzen.
Und dennoch: wenn wir das verstanden haben und nicht mehr nach den großen, ins Auge fallende Sensationen suchen, finden sich viele

Anregungen, die die Menschen erreichen und sie – zeitweilig – aus ihrem Verstummen und ihrer In-sich-Gekehrtheit in die Welt holen – und damit zu einer salutogenen Quelle werden, aus denen sie schöpfen können.

Wir müssen (immer wieder) auch folgendes bedenken: Wir können die Lebensbedingungen und Strukturen in der Institution Alten- und Pflegeheim allein mit unseren Stunden nicht ändern. Es ist es (immerwährende) Aufgabe der Psychomotoriker – in einem systemischen Verständnis – die sozialen Netzwerke und Beziehungen zu berücksichtigen, in denen der „Klient" lebt und die auf ihn rückwirken, in unserem Fall also die Lebenswelt Alten- und Pflegeheim mit dem skizzierten Rollen- und Beziehungsgefüge und dem gesellschaftlichen Auftrag der institutionalisierten Altenarbeit. Von daher gehört Überzeugensarbeit und auch Aufklärungsarbeit bei den Mitarbeitern der Pflege, bei institutionellen und politischen Gremien zum Auftrag der Psychomotorik mit dazu.
Bei unseren Angeboten im vorliegenden Buch geht es nur um eine punktuelle Veränderung, nämlich die Verbesserung der Lebensqualität – bezogen auf **einzelne** Lebensschicksale und Biographien. Herr Meier und Frau Müller können wieder ein paar kleinen Glanzpunkte in ihrem Dasein erleben, können sich wieder mal spüren, sind mal wieder „bewegt". Aber das darf alle Beteiligten nicht von der Verantwortung ablenken, dass Heime als einzig mögliche Form institutionalisierter Altenhilfe generell als ein „Auslaufmodell" zu betrachten sind und die „Massenhaltung von Menschen"[25] vom Grundsatz her in Frage zu stellen ist. Wir müssen uns der Aufgabe widmen, eine „passende Landschaft" für den chronisch behinderten alten Menschen zu entwickeln, damit er – an seinem Lebensende – eine Lebensnische finden kann, die seine behinderte Identität stützt und erhält.[26]

1.6 „Lohnt" sich psychomotorisches Arbeiten in einem Pflegeheim überhaupt?

Wir sind gewohnt, dass immer etwas passiert, dass es lebendig zugeht in unseren Stunden. Wir können es oft schwer aushalten, wenn wir das Gefühl haben, es sei langweilig – und gerade dass müssen wir lernen, wenn wir in solchen Gruppen arbeiten. Die Bewegungslosigkeit, die uns zu Beginn einer Stunde empfängt (und die so anders ist als zu

25 Dörner 2002,3
26 vgl. Steiner-Hummel 1993

Beginn von Kindergruppen beispielsweise), die einfachen Angebote (im Vergleich beispielsweise mit den komplexen Anforderungen einer Bewegungslandschaft), die Stille, wenn keiner etwas sagt und nur ein Ball hin und her rollt – wir müssen uns umstellen. Wir müssen lernen, dass es für die Menschen hier gar nicht langweilig ist, wenn ein Wasserball zehn Minuten im Kreis herum gegeben wird, dass die Mienen sich wenig ändern, nur der Blick wacher wird oder Arme und Füße sich (zentimeterweise) bewegen.

Wir können nämlich sicher sein: Jeder Mensch hat – auch im Alter und auch im Pflegeheim – sog. „existentielle Bedürfnisse“ – außer den physiologischen Bedürfnisse wie Essen, Schlaf, Wärme[27]. Dazu zählt auch das Bedürfnis nach Lebensgenuss und nach Selbstvergewisserung [28]. Diesem Bedürfnis wird durch psychomotorische Angebote begegnet. „Unmittelbare motorisch-sensorische Erfahrungen eröffnen die Möglichkeit zu Lebensfreude und -genuss“.[29] Beispielsweise indem Bewegungserfahrungen, sinnliche Genüsse und Empfindungen (wie schmekken, riechen, tasten) das subjektive Wohlbefinden steigern oder indem Spielen, Singen und Tanzen ein Gemeinschaftsgefühl entstehen lassen. Auch wenn es kleine „Splitter“ sind, wir dürfen uns nicht entmutigen lassen – schaffen wir doch damit kleinste „hedonistische Nischen“ [30], in denen sich Menschen (relativ) wohlbefinden. Und diese wiederum wirken in Richtung auf die „persönlichen Widerstandsquellen“ und in Richtung auf „Handlungskompetenz“. Der Mensch kann sich – auch mit seiner Behinderung – als handelndes und erlebendes Individuum erfahren.

Hier ist es anders als im Kinderbereich, in dem Entwicklung immer im Sinne von „Zuwachs“ zu beobachten ist. Immer besser zurecht zu kommen, immer mehr zu können, ist, lapidar ausgedrückt, das Ziel der Psychomotorik. Hier dagegen bedeutet Entwicklung fortschreitende Einschränkung. Immer weniger zu können, immer schlechter zurecht zu kommen ist, ist im Pflegeheim harte Realität. Aber auch das ist Teil des Lebens – und wir können möglicherweise etwas dazu beitragen, dass auch dieser Lebensabschnitt Momente der Freude, des Wohlbefindens und der Lebensqualität behält.

---

[27] Die Institutionslogik „Pflegeheim“ bedeutet (noch) eine absolute Dominanz dieser physiologischen Bedürfnisse, alle anderen (vgl. z.B. Maslow 1977) finden verschwindend geringen Raum

[28] vgl. Ernst 1995

[29] Haas 1999, 66.

[30] Lutz 1999, 68

Ein Lächeln, das über ein bisher unbewegtes Gesicht huscht, ein aufmerksamer Blick in bisher erloschenen Augen, eine plötzliche Armbewegung in einem bisher bewegungslosen Körper, eine Fußspitze, die im Takt mitwippt – solche Äußerungsformen zeigen uns, dass wir einen Menschen erreicht haben, dass er – kurzzeitig aus seiner Versunkenheit, Einsamkeit und Leere wieder „in die Welt“ gekommen ist.

Und auch wenn ich die Menschen nach der Stunde wieder in die Stille und in die Bewegungslosigkeit zurückbringen muss, wenn ich weiß, dass sie alle wieder in sich versinken und nicht mehr teilhaben an der Welt, ich tröste mich damit, dass Herr G., als er in seinem Rollstuhl hinausgefahren wurde, in vollem Brustton der Überzeugung sagte: „Das war wieder eine Stunde Lebensfreude“.

1.7 Begegnung

Das Leben in einem Alten- und Pflegeheimes ist oft geprägt von großer Einsamkeit. Das Ende eines langen Lebens, in dem die Menschen sozial eingebunden waren, in dem sie voller Schaffenskraft Probleme bewältigt, Krisen gemeistert, Freuden empfunden haben, mündet in eine Welt, in der die herrschenden Bedingungen es noch schwerer machen, sich selbst treu zu bleiben und nicht zu verzweifeln. Einer der Anker ist, von anderen gehalten zu werden. Gute Begegnungen, die das Gefühl hinterlassen, wertgeschätzt, anerkannt, angenommen zu sein, sind von unschätzbarer Bedeutung. „Man braucht das Du, um Ich zu sein“ – nicht umsonst finden wir häufig diese Formulierung.

Die Arbeit in einem Alten- und Pflegeheim bedeutet eine reflexive, verantwortungsbewusste Tätigkeit. Sie setzt eine eigene Behutsamkeit voraus im Umgang mit den angetroffenen Leiden und Lebensumständen, mit den Gewohnheiten und gewachsenen Bewältigungsformen. Die Grundhaltung ist geprägt von Achtung vor dem anderen, obwohl die Menschen oft nur noch Fragmente derer sind, die sie einst waren. „In Würde schwächer werden dürfen“ [31] – dieser unausgesprochene Wunsch prägt viele Bewohner.

Was ist das für ein Mensch, der da vor mir sitzt? Was ist aus ihm geworden? Wie ist er gewesen? Was hat er gemacht? Hatte er Kinder? War er glücklich verheiratet oder gefangen in einer unglücklichen Ehe? Einsam? Wie viel Leid, viel Freude hat er erlebt? Wie hat er gewohnt?

---

[31] Steiner-Hummel, 1993, 4

In einem schönen Haus mit Garten oder in einer engen dunklen Mietwohnung? War sein Leben Arbeit und Mühe ohne Zeit und Muße für Genuss und Freude? Wie sind die Beziehungen zu seinen Kindern – damals und jetzt? Wie kommt er damit zurecht, dass er jetzt so ist, wie er ist? Wie verkraftet er die Kränkungen des hohen Alters?
Fragen über Fragen, die oft nicht beantwortet werden, die aber immer in der Grundhaltung mitschwingen, die macht, dass wir behutsam, vorsichtig und achtsam mit den alten Menschen umgehen.

Und wir stellen uns Fragen, die die eigene Arbeit berühren, die eigene Legitimation, den Sinn der eigenen Tätigkeit. Und immer wieder die Zweifel: Was tun wir hier den Menschen an, die vor uns sitzen?

Wir gehen wieder aus dem Haus und haben unser pralles Leben – dieser Mensch bleibt zurück in dieser Leere. Wir brauchen ihn nicht so sehr, wie er uns. Wir haben unsere „Du's" – aber er? Wir haben ganz viele Kontakte, er aber ganz wenige. Und einer der wenigen sind jetzt wir. Wir müssen diese Stunde zu einer echten **Begegnung** gestalten, einer gute Begegnung, von der **er** etwas hat. Bewegung ist auch Begegnung. Menschen, die bewegungslos geworden sind, erleben auch wenig Begegnung. Psychomotorische Stunden sind Stunden, in denen wir mehr Bewegung ins Leben holen und damit auch mehr Begegnung – Bewegungsstunden sind Stunden der Begegnung.

Zu Beginn eine persönliche Begrüßung, die jedem signalisiert, dass er wichtig ist, dass es gut ist, dass er da ist. Nicht flüchtig und oberflächlich, sondern intensiv und stärkend. Die Zeit hier ist anders, die Uhr läuft langsamer. Wir aus unserer hektischen, schnelllebigen Zeit müssen ganz bewusst langsamer und ruhiger werden, wir müssen eintauchen in diese langsame Welt, nicht umgekehrt. Ich muss den Menschen Zeit lassen, **mich** zu begrüßen. Nicht vorbei laufen und sie im Vorübergehen schnell begrüßen. Gerade wenn die Menschen sehr in sich zurückgezogen sind, braucht es eine Zeit, bis dieses „Du" zu ihnen durchsickert – ein Lächeln zurück ist die Belohnung.

Diese guten Begegnungen ergeben sich nicht von alleine, es ist unsere Verantwortung, sie herbei zu führen. Und es ist Sache der Teilnehmer, sie anzunehmen oder nicht. Die Angebote für sich beinhalten schon viele sinnliche Anregungen und spürbare Genüsse, aber nutzt man diese Stunden nicht zur Begegnung, bleiben ganz wesentliche Potentiale der Psychomotorik ungenutzt. In den psychomotorischen Stunden kommt es nicht nur auf das „was" an, sondern entscheidend auf das „wie". Bewegungsstunden können Begegnungsstunden sein – das ist das „Herz" der Psychomotorik.

2. Teil
Praxis

2.1 Die Erfahrungsfelder

Psychomotorik erhebt den Anspruch, individuumzentriert zu arbeiten. Daher muss vor jeder Förderung genauer betrachtet werden, mit wem wir es zu tun haben, unter welchen Lebensbedingungen die Menschen leben und welche Bedürfnisse oder Probleme sich daraus ergeben. Wie wir gesehen haben, drohen die institutionellen Rahmenbedingungen in Alten- und Pflegeheimen sich gravierend auf die Persönlichkeitsentwicklung der alten Menschen auszuwirken. Sie bedeuten eine besondere Gefährdung im Hinblick auf Persönlichkeit und Identität, auf das Bedürfnis nach sozialer Eingebundenheit und auf den Umweltbezug. Psychomotorische Förderung kann dem entgegenwirken und die Bewohner in Bezug auf sich selbst, auf ihr soziales und materiales Umfeld stützen oder auch verloren gegangenen Ressourcen und Kompetenzen ein Stück weit wiederbringen.

Rufen wir uns noch einmal ins Gedächtnis zurück, dass Psychomotorik darauf hinwirken möchte, die Kompetenzen des Menschen zu stärken, um so seine Selbstwirksamkeit zu erhöhen und seine Möglichkeiten, seine anstehenden Entwicklungsaufgaben zu lösen, zu erweitern. Wir gehen davon aus, dass die Menschen konkret-sinnliche, spielerische, sinnstiftende Selbst-Erfahrungen machen, die sich dann wiederum auf die persönliche Befindlichkeit auswirken und die eigenen Kompetenzen und Ressourcen erhöhen. Diese positiven Erfahrungen stabilisieren die eigenen Schutzfaktoren und dienen damit als salutogenetische Quelle.

In der Psychomotorik gilt als ganz allgemein formulierter Lebenssatz: Der Mensch muss mit sich selbst – in seinem sozialen Netzwerk – in der Umwelt zurechtkommen. Dazu braucht er bestimmte Fähigkeiten und Kompetenzen, nämlich „Ich-Kompetenz“, „Sozialkompetenz“ und „Sach-Kompetenz“ und zwar lebenslang. Aber sie verändern sich natürlich, je nachdem, in welchem Lebensabschnitt sich der Mensch gerade befindet und welche Aufgaben bewältigt werden müssen. So muss ein Kindergartenkind beispielsweise lernen, was rechts und links, vorne und hinten ist, es muss Kontakte zu andern Kindern aufbauen und es muss sich das Außengelände des Kindergartens erobern. Ein junger Erwachsener dagegen muss beispielsweise berufliche Leistungen erbringen, eine Partnerschaft zufrieden stellend gestalten und adäquat

mit den Anforderungen der Technik umgehen. Aber es bleibt das gleiche: der Mensch muss mit sich in seinen sozialen Bezügen in der Umwelt zurechtkommen.
Für die Menschen in einem Alten- und Pflegeheim gelten nicht nur die für den Entwicklungsabschnitt Alter sowieso bestimmenden Entwicklungsaufgaben[32], sondern, wie gesehen, auch die speziellen Auswirkungen der institutionellen Rahmenbedingungen. Es ist eine der vordringlichsten Entwicklungsaufgaben, das Personsein zu wahren und seine Identität zu halten. Psychomotorik möchte den Menschen in seinem Personsein bis zum Tode unterstützen.

Noch etwas sei vorangeschickt: Die Zusammensetzung der Bewohner eines Alten- und Pflegeheims verändert sich. Zunehmend mehr Bewohner leiden an einer Demenzerkrankung. Je weiter die Krankheit vorangeschritten ist, desto weniger können die Menschen die vorgeschlagenen Aufgabe und Übungen in dieser Differenziertheit umsetzen. Sie müssen also entsprechend dem Vermögen der eigenen Gruppenmitglieder angepasst und vereinfacht werden. Schwer demenzkranke Menschen brauchen etwas anderes – aber auch hier kann psychomotorische Förderung stützend und das Personsein haltend wirken.[33]

Die Frage ist also, was braucht der Mensch (im Pflegeheim)? Welche Erfahrungsfelder können wir in diesem Umfeld anbieten?
Wir werden jetzt sehen, was damit im Einzelnen gemeint ist

---

[32] vgl. Philippi-Eisenburger, M. (1991).
[33] vgl. Eisenburger 2002, M. (2002).

Zunächst einmal im Überblick:

Praxis der Psychomotorik

Der Mensch muss

	mit sich	***in seinen sozialen Beziehungen***	***in der Umwelt***
			zurechtkommen
	Ich-Kompetenz	***Sozial-Kompetenz***	***Sach-Kompetenz***
Erfahrungsfelder	**Körpererfahrung**	**Gemeinsames Tun: Spielen Tanzen Singen**	**Materiale Erfahrung**
	Wahrnehmung		**Sensomotorisches Handeln**
	Bewegungs-föhiqkeit	**(Nonverbale) Kommunikation Körpersprache**	
	Biolog.-organ. Grundlagen		**Umgang mit den Dingen: - Zweck - Gebrauch**
	Gedächtnis	**Themen sozialer Interaktion**	
	Entspannung		**Natur**

Bevor wir die einzelnen Kompetenzbereiche mit ihren Erfahrungsfeldern vorstellen, sei etwas Grundsätzliches vorweg geschickt: Insgesamt ist das Ganze eher zu sehen wie eine „Figur-Grund-Beziehung“: Einzelne Elemente sind jeweils hervorgehoben und **akzentuieren** die Erfahrungen, die angeboten werden. Natürlich wirken sie im Menschen immer zusammen, beeinflussen sich gegenseitig und bedingen sich wechselseitig. Was sich hier in diesem analytischen Modell wie ein „Schubladenkasten“ präsentiert, lässt sich in Wirklichkeit eher einem Mobile ähnlich vorstellen: wenn ein Element bewegt wird (und sei es noch so zart), schwingen andere mit. Nicht alle, nicht alle in gleicher Intensität, aber insgesamt bewegt es sich.
Trotzdem hat sich dieses Raster bewährt. Es strukturiert die alltägliche Förderpraxis. Es kann einen Ordnungsrahmen und eine Orientie-

rungshilfe geben bei der Planung sowohl langfristiger Angebote als auch kurzfristiger Ziele. Es dient als „Hintergrund“ zum Verstehen und gibt Hinweise auf das „Gesamt“, wenn im Einerlei des Berufsalltags und den Belastungen der täglichen Anforderungen manches in Vergessenheit zu geraten droht. Wer in der Praxis arbeitet, kennt sicher das Phänomen, dass sich ein „Alltagstrott“ einschleicht, dass die Ideen ausgehen, dass selten nur noch etwas Neues ausprobiert wird, dass sich allmählich eine gewisse Müdigkeit und Lustlosigkeit einschleicht – und der Wunsch nach Änderung. Hier kann dieses Raster als Erinnerungsstütze wirken. Wobei nicht zu vergessen ist, das psychomotorisches Arbeiten nicht nur das „was“, sondern ganz wesentlich das „wie“ beinhaltet.

2.2 Identität/Person

Der Mensch muss mit sich selbst zurechtkommen:

Ich-Kompetenz

Die Identität die man hat, die Person, die man ist, der Körper, der uns in der Welt sein lässt – um dieses Daseinsthema ranken sich eine Vielzahl von Entwicklungsaufgaben, die in jedem Lebensabschnitt bearbeitet werden müssen. Hier im Pflegeheim, wo die Dominanz des (oft schmerzenden) Körpers die Sperrigkeit des Leibes spürbar macht, wo Hilflosigkeit und Verzweiflung wachsen, weil der Körper nicht mehr „gehorcht“ und das, was früher selbstverständlich war, oft nicht mehr geht, wo die täglich erlebte Reduktion des „Ich“ auf ein Pflegeobjekt, die Erfahrung von Ohnmacht und Abhängigkeit und die fehlenden Erfahrungen von Kontrolle und Selbstwirksamkeit es schwer machen, dass der Lebenssinn lebendig bleibt, wo sinnliche Erfahrungen weitgehend fehlen und kaum Interessantes passiert – hier erhalten unsere psychomotorischen Angebote eine große Bedeutsamkeit. Indem wir bestimmte Erfahrungen ermöglichen, können wir versuchen die persönlichen Ressourcen zu stärken, damit der einzelne Mensch besser in der Lage ist, seine Situation zu meistern. Wir tragen dazu bei, dass er sich nicht verliert.

Dieser Kompetenzbereich ist untergliedert in einzelne Erfahrungsfelder, die dementsprechend – schwerpunktmäßig – auf diesen Bereich hinwirken: auf die eigene Person, den Körper, den erlebten Leib, die Identität – auf das „Ich“.

2.2.1 Erfahrungsfeld: Körpererfahrung

Die Erfahrungen, die jeder mit und durch seinen Körper macht, sind Grundlage und Voraussetzung für jede Bewegung. Und weil dieser Bereich so umfassend ist, wird er (theoretisch) in verschiedene Unterbereiche eingeteilt. Im Menschen sind sie immer ineinander verwoben, aber zum Verständnis und zur gezielten Förderung ist es sehr hilfreich, wenn man sich die verschiedenen Akzente klar macht. Grundsätzlich muss man sich immer die „beiden Seiten der Medaille" vorstellen, die nie getrennt voneinander gedacht werden können. Genau so verhält es sich mit dem, was sich hier[34] hinter dem Begriff Körpererfahrung verbirgt: einerseits ist damit die organischen, neuronalen Seite angesprochen, die Grundlage unseres Daseins, die physiologische, zentralnervöse Beschaffenheit und Funktionsweise unseres biologischen Organismus. Genannt: das **Körperschema** – der Körper, wie er ist. Die Formulierung: „ich **habe** einen Körper" drückt diese Sichtweise aus. Andererseits ist unser Körper Träger von Bedeutungen, Ausdruck und Empfänger der eigenen Gefühle und Empfindungen, spiegelt sich in ihm unser gelebtes Leben, findet sich die Biographie wieder, speichert sich erfahrenes Wissen, drückt sich unsere Psyche aus. Genannt: das **Körperbild** – der Körper, wie er sich anfühlt. Die Formulierung „ ich **bin** mein Körper" wiederum drückt dieses Aspekt aus. Beides zusammen ist immer gleichzeitig da – obwohl nicht immer ständig alle Elemente gleichermaßen bewusstseinspflichtig sind.

Körperschema

Körperorientierung

Da ist einmal der Aspekt Körperorientierung (das Körperschema im engeren Sinn). Vereinfacht ausgedrückt hat jeder Mensch eine Art Lageplan seines Körpers im Gehirn gespeichert, das Körperschema. Man weiß z.B. ohne nachzudenken, wie der Körper beschaffen ist und wie er funktioniert, wie lang die Arme und Beine sind oder wo vorne und hinten ist. Wenn wir unsere Position verändern, melden automatisch verschiedene Rezeptoren an Muskeln, Gelenken etc. die aktuelle Lage des Körpers und seiner Teile an das Gehirn. Auf dieser Grundlage können wir, wenn wir eine bestimmte Handlung ausführen, die Bewegungen des Körpers ohne langes Überlegen sinnvoll und gezielt einsetzen. Im Alter jedoch stimmt das im Lauf des Lebens erworbene und funk-

---

[34] Diesem Ansatz liegt das Strukturmodell von Bielefeld (1986) zu Grunde, der seinerzeit versucht hat, in die unübersehbare Vielzahl von Begrifflichkeiten Klärung zu bringen und m.E. immer noch brauchbar und praktikabel ist.

tionierende Körperschema nicht mehr mit den tatsächlichen organischen Gegebenheiten des Körpers überein. Der biologische Organismus „Körper“ verändert sich im Alter in seiner Funktions- und Leistungsfähigkeit. Man muss neue Strategien, neue Bewegungsmuster entwickeln, um seine Pläne zu verwirklichen. Das Körperschema, also die mentale Vorstellung, die wir von unserem Körper und von seinen Bewegungsmöglichkeiten haben, muss sich an die veränderten realen Bedingungen des altwerdenden Körpers anpassen.

Körperausdehnung
Um den Alltag problemloser bewältigen zu können, ist eine (unbewusste) Präsenz der eigenen Größenverhältnisse und der Funktionsweise des ganzen Körpers oder seiner Teile sehr hilfreich. Wie groß bin ich, komme ich ohne Bücken durch das Tor? Reicht mein Arm bis zum obersten Fach im Schrank? Bin ich zu dick, als dass ich da noch hinter dem Stuhl durchgehen kann ohne anzustoßen? Solche Fragen beschäftigen sich mit der Körperausdehnung im Raum.

Körperkenntnis
Auch alte Menschen haben oft den Wunsch, über ihren Körper, seine Funktionsweisen, seine Veränderungen, seine Krankheiten Bescheid zu wissen. Gerade weil er so „spürbar“ geworden ist im Vergleich mit früheren Jahren, als er einfach und selbstverständlich zur Verfügung stand, damit wir das, was wir tun wollten, auch tun konnten, ist das Interesse darauf gelenkt.

Körperbild

Körperbewusstsein
Das bewusste und unbewusste Wahrnehmen des eigenen Körpers in Ruhe und Bewegung ist Voraussetzung für die Erhaltung der eigenen Identität. Wenn wir unseren Körper spüren, sind wir „in-der-Welt“. Wir sehen nicht nur den eigenen Arm, der dich bewegt als „biologische Masse“, sondern damit einher geht das Bewusstsein: Das bin ich – und ich bin da“. Ein aufmerksames Wahrnehmen von sich selbst lässt uns – über den Weg, dass uns der **Körper** bewusst ist, sich selbst vergewissern. Fehlen solche Erfahrungen, drohen Deprivation und Identitätsstörungen.[35]

Körperausgrenzung
Ein anderer Aspekt der Körpererfahrung ist es, die Grenzen seines Körpers zu spüren. Die Haut als ein wichtiges Organ des Menschen,

---

[35] Vgl. Pickenhain, 2000

das den ganzen Körper schützend umhüllt, sollte auf vielfältige Weise stimuliert werden. Diese Erfahrungen ermöglichen es, sich selbst als abgegrenzt von der Umwelt zu spüren, nicht im uferlosen Raum zu verschwimmen, das „Ich" zu erhalten. Identität und Selbstbild entstehen im Laufe der frühen Entwicklung durch Körperkontakt, die Haut ist der Mittler zwischen Innen und Außen. Auch hier wieder muss man davon ausgehen, dass diese Erfahrungen nicht nur aus der Erinnerung leben, sondern auch im Alter ständig neuer Impulse bedürfen, sollen sie nicht verloren gehen.

Körpereinstellung
Es geht auch darum, dass der alte Menschen ein bejahendes Bild von seinem Körper und eine positive Einstellung zu ihm behält, weil Körperbild und Selbstbild so eng miteinander verflochten sind: „Auch wenn er alt und vielleicht auch krank geworden ist – es ist mein Körper, das bin ich und ich stehe zu meinem Körper und zu mir. Ich nehme mich an, so wie ich bin". Dieser Bereich Körpereinstellung ist daher ein weiterer Aspekt der Körpererfahrung.

Praxisanregungen

Hier soll nochmals eindringlich darauf hingewiesen werden, dass in der praktischen Arbeit diese Grenzlinien nicht verlaufen. Dieses analytische Modell soll nur bewusst machen, wie viele Aspekte gleichzeitig eine Rolle spielen, aber auch, wie und welche Akzente gesetzt werden können.

In der Praxis zeigt sich deutlich, um wie viel geringer die Möglichkeiten in einem Pflegeheim geworden sind, wie wenig kompliziert und kopflastig die Aufgaben sein müssen, um diese Menschen zu erreichen.

Körperorientierung

- Die Anpassung des Körperschemas an die tatsächlichen organischen Gegebenheiten erfolgt ausschließlich über praktisches Tun – über den tatsächlichen Vollzug der Bewegungen. Nicht auf spektakuläre Übungen kommt es an, sondern auf alltägliche, aber vielfältige Bewegungsmuster. Grundsätzlich tragen die Betreuerinnen der alten Menschen schon viel Positives zur Anpassung des Körperschemas an die tatsächlichen körperlichen Bewegungsmöglichkeiten bei, wenn sie sie ermuntern, möglichst viele große und kleine Bewegungen auszuführen.

Körpererfahrung

die Gesamtheit aller im Verlauf der individuellen und gesellschaftlichen Entwicklung erworbenen Erfahrungen mit dem eigenen Körper, die sowohl kognitiv wie affektiv, bewusst wie unbewusst sein können und die ein zentraler Eckpfeiler der Identität sind.

Körperschema

der **neurophysiologische** Teilbereich: alle **perceptiv-kognitven** Leistungen des Individuums bezüglich des eigenen Körpers

Körperorientierung

Orientierung im Körper und im Raum durch die verschiedenen Rezeptoren und Verarbeitung im ZNS, Oberflächen- und Tiefensensibilität, kinästhetische Wahrnehmung („Körperschema" im engeren Sinn)

Körperausdehnung

Einschätzung der Größenverhältnisse und der räumlichen Ausdehnung des eigenen Körpers

Körperkenntnis

Kenntnis von Bau und Funktion des eigenen Körpers und einzelner Teile und seiner Funktionsfähigkeit

Körperbild

der **psychologisch-phänomenologische** Teilbereich: alle **emotional-affektiven** Empfindungen des Individuums bezüglich des eigenen Körpers

Körperbewusstsein

die psychische Repräsentation des eigenen Körpers oder seiner Teile im Bewusstsein des Individuums; die bewusste Aufmerksamkeit auf den eigenen Körper und die entsprechende Befindlichkeit, auf das „Ich".

Körperausgrenzung

Erleben der Körpergrenzen, d.h. den eigenen Körper, d.h. sich selbst deutlich von der Umwelt abgegrenzt zu erleben.

Körpereinstellung

Die Einstellung zu seinem Körper (Aussehen und Funktion) und wechselseitige Rückwirkungen zum „Ich"

in Anlehnung an Bielfeld 1986

Beispiele:

- Spaziergänge machen und dabei Blumen pflücken,
- das Zimmer verlassen und im Treppenhaus mal bis unter das Dach steigen,
- selbst das Bett machen,
- einmal wieder die Kommode ausräumen und mit neuem Schrankpapier auslegen.

Jede eigenaktive Bewegung trägt bei zum Erhalt des Körperschemas.

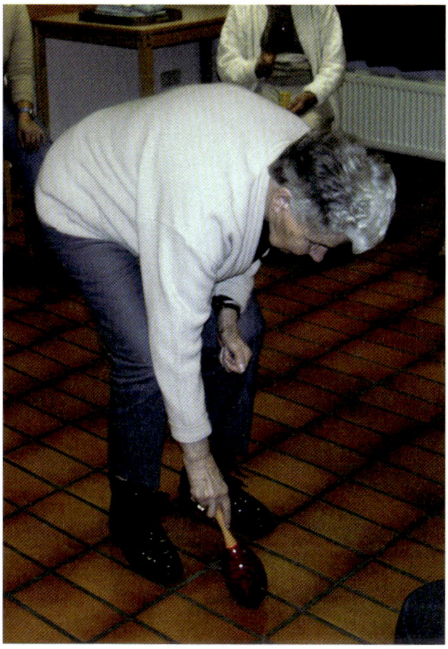

- Geben Sie möglichst genaue verbale Anweisungen, damit sich die Teilnehmer in ihrem Körper orientieren können.

  Beispiele:
  - „Legen Sie die rechte Hand auf die linke Schulter".
  - „Strecken Sie gleichzeitig das rechte Bein und den linken Arm".
  - „Massieren Sie mit der linken Hand die Schulter auf der rechten Seite".

Sie geben mehrmals langsam, laut und deutlich diese Anweisung. „Nachbessern" und korrigieren bitte mit Vorsicht und überlegen, ob der Teilnehmer jemand ist, der es noch richtig machen könnte oder ob Sie ihn hoffnungslos in Verlegenheit bringen.

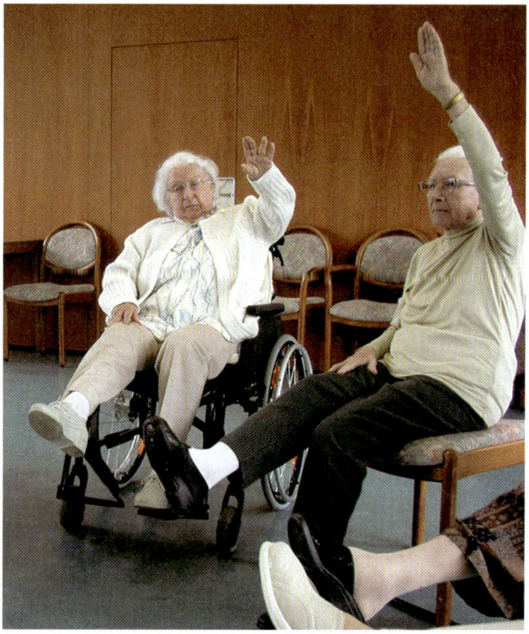

- Gezielte Aufgaben mit einem Gegenstand in der Hand:

  Beispiele:
  - Berühren Sie mit dem Ball in rechten Hand die linke hintere Rückenlehne,
  - das vordere rechte (linke) Stuhlbein,
  - mit dem Stab in der linken Hand den Oberschenkel Ihres rechten Nachbarn.

- Wenn ein Gegenstand zu Boden gefallen ist, springen Sie nicht gleich dazu und heben ihn auf – lassen Sie die Bewohner probieren, wie sie ihn bekommen. Erst dann, wenn die Versuche fehlschlagen, legen sie ihn näher heran, geben ein Hilfsmittel (z.B. Stock) oder holen ihn tatsächlich. Die Schwierigkeit dabei ist, dass unsere „wohlerzogene Höflichkeit" und unsere Hilfsbereitschaft hier aus „therapeutischen Gründen" überwunden werden muss. Man muss sich klar machen, dass in einem solchen Fall gerade das „nicht helfen" das stützende Verhalten ist und nur so die Menschen das Gefühl erleben können, es doch noch selbst zu schaffen und so zu Bewegungen provoziert werden, die sie sonst nicht mehr machen.

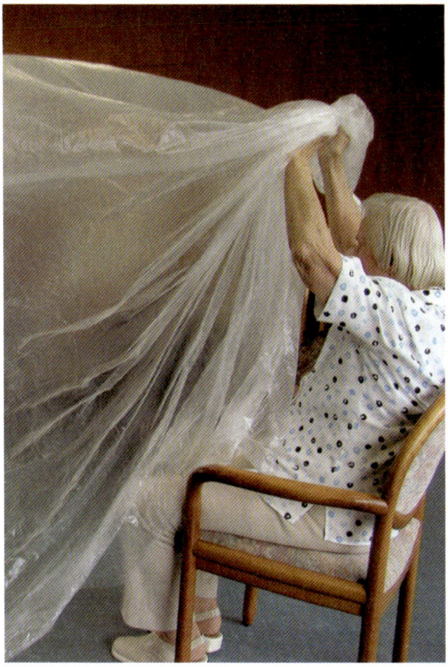

- Beim Einpacken des Schwungtuchs bitten sie zwei Teilnehmer, den Sack zu halten und stopfen das Tuch mit ihrer Hilfe hinein.

- Wesentliche Intensivierung der Anpassung erfolgt durch die Bewusstmachung dessen, was man tut. Man kann zum Beispiel in den Stunden einfach fragen: „Frau K., wie hoch können Sie noch Ihren Arm heben? Geht es nicht ein bisschen höher? oder: „Herr T., können Sie die Rückenlehne berühren? Wie könnte man das doch noch hinkriegen?“ Das Gehirn erhält die Möglichkeit zu speichern, was ins Bewusstsein gerückt und worauf die Aufmerksamkeit gelenkt wird.

- „Provozieren“ Sie alltägliche Bewegungen:
  - Lassen Sie etwas fallen.
  - Lassen Sie sich beim Einsammeln der Materialien helfen.
  - Beim Austeilen der Materialien legen sie den Gegenstand nicht direkt in die Hände, sondern halten ihn etwas weiter weg (die Bewohner müssen sich vorbeugen), damit sie ihn sich „holen“.
  - Halten Sie die auszuteilenden Gegenstände etwas höher oder werfen Sie sie zu.
  - Lassen Sie die Teilnehmer möglichst die Gegenstand selbst aus einem Behältnis greifen.

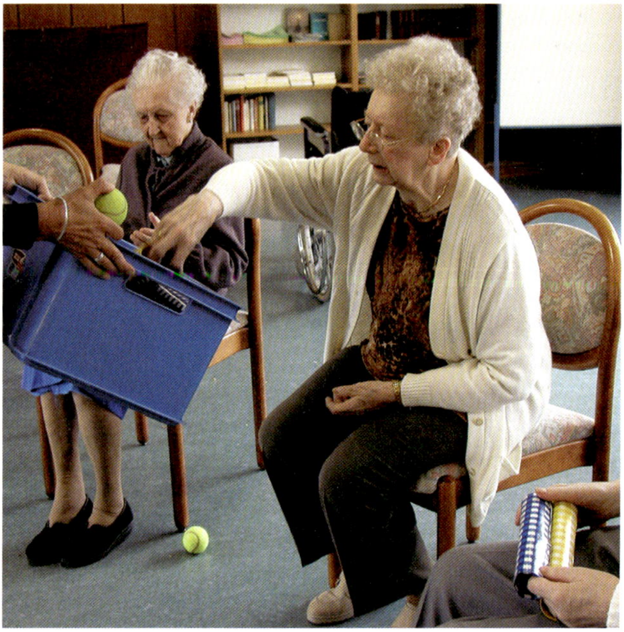

Körperausdehnung

- Stellen Sie noch nicht alle Stühle vor der Stunde in einen ordentlichen Kreis, sondern lassen einige im Raum stehen. Die Ankommenden müssen um sie herum zu ihren Plätzen gehen.
- Halten Sie beim Austeilen der Materialen den Gegenstand etwas weiter weg (etwas höher, etwas tiefer) „Glauben Sie, Sie kommen so dran oder müssen sie sich vorbeugen?“ Dann probieren Sie es aus.

Körperkenntnis

- Geben Sie jeweils ein Schaubild vom ganzen Menschen und/oder von einzelnen Teilen (Knochengerüst, Nervensystem, Muskeln, Herz/Kreislaufsystem etc.) herum und besprechen es.
- Erklären Sie die Funktionsweisen eines Gelenkes und probieren aus, welches Gelenk sich (noch) wie bewegen lässt. „Was kann ein Gelenk – und was kann Ihres?“ „Können Sie Ihr Handgelenk beugen und strecken, kreisen lassen? Und das Fußgelenk? Rechts und links gleich?“ (Schultergelenk, Ellbogen, Knie).
- Leihen Sie sich von einem Krankengymnasten ein Skelett aus, lassen es herum gehen und besprechen es.

- Fragen Sie nach den Krankheiten, unter denen die Bewohner leiden, machen sich sachkundig und geben Tipps zur (bewegungsorientierten) Linderung.

Körperbewusstsein

Ein besonders Problem ist hier, dass der Körper meist nur allzu bewusst ist – aber leider in einer schmerzlichen und „sperrigen" Weise. Aufgrund der Krankheiten und Behinderungen wird ständig erlebt, dass er nicht mehr wie gewohnt zur Verfügung steht, dass er einen am Gewünschten behindert, dass er weh tut. Es ist eine große Lebensaufgabe, daran zu arbeiten, dass dieses Körpergefühl nicht das Selbstwertgefühl soweit beeinträchtigt, dass Identitätsprobleme daraus folgen. Sie können durch teilnehmendes, behutsames Umgehen deutlich machen, dass sie die Problematik verstehen.

Die Verknüpfungen zwischen Psyche und Körper sind hier deutlich erkennbar. So spiegelt sich beispielsweise ein lustloses, freudloses, antriebsloses Leben auch in der Körperhaltung wieder, auch abgesehen von körperlichen Beeinträchtigungen. Allerdings lässt sich auch umgekehrt über Bewegungsaktivitäten und Anregung erreichen, dass nicht nur der Körper bewegt wird, sondern sich überhaupt wieder mehr Aktivierung einstellt. „Zuerst muss die Seele bewegt werden" – dieser Ausspruch des Pflegetheoretiker Böhms[36] findet auch umgekehrt seine Berechtigung: Wenn ich den Körper (eigenaktiv) bewege, wird auch die Seele erreicht.

Um so wertvoller ist es, den Körper und sich selbst einmal nicht nur schmerzend zu erleben, sondern kleine Momente des Wohlbefindens zu spüren. Darüber kann man sich selbst wieder mehr annehmen.

- Warme Kirschkernsäckchen auflegen (auf der Heizung vorgewärmt).
- Einen weichen (Gymnastik-) Ball zwischen Stuhllehne und Rücken klemmen, sich anlehnen und langsam hin- und herbewegen (geht auch mit einem halb aufgeblasenen Luftballon).
- Sich selbst den Nacken massieren.
- Die Hände mit einer duftenden Creme einreiben und massieren.
- Lenken Sie die bewusste Aufmerksamkeit auf bestimmte Körperteile und Empfindungen. Beispiel: „Wandern Sie mit Ihren Gedanken zum rechten Arm. Wo liegt er auf? Sind irgendwelche Spannungen zu spüren? Wie fühlt er sich an? Streichen Sie ihn mit der

[36] Böhm, 1999

anderen Hand aus. Ändert sich etwas?“ (Je eingeschränkter die Teilnehmer sind, desto weniger differenziert könnten Sie fragen).

Körperausgrenzung

Positive Zuwendung beim Waschen und Baden beispielsweise, nicht das distanzierte „Behandeln“ des Körpers werden wirksam, wenn es darum geht, die Oberfläche des Körpers zu spüren. Das sind Erfahrungsfelder, die meist dem Pflegepersonal vorbehalten sind. Aber auch in unseren Psychomotorikstunden haben wir Möglichkeiten, sich selbst im Unterschied zu Umwelt zu spüren. Wichtig ist, alle Schritte sprachlich zu begleiten und zu leiten, um die Aufmerksamkeit zu binden.

- Abklopfen (rechte Hand beginnt, leicht auf die linke Hand zu klopfen): Handrücken, Handballen, Finger, Handgelenk (am Puls), Unterarm (beide Seiten), Oberarm (auch Innenseite), dann links. Dann mit beiden Händen: Schultern, Wangen, Schläfen, Stirn, Oberkopf („Gehirn aufwecken), Hinterkopf, Nacken, Bauch, Oberschenkel, so weit es geht die Schienbeine, Waden, Flanken, unterer Rücken. Abschluss: mit der flachen Hand auf das Brustbein.
- Ausstreichen: Mit der flachen Hand und leichtem Druck den ganzen Arm rechts und links. Mit beiden Händen: das Gesicht, den Kopf, den Nacken, den Bauch, die Beine, die Flanken.
- Massagen mit Igelball, Tennisball oder Papprollen: sich selbst ab rollen.

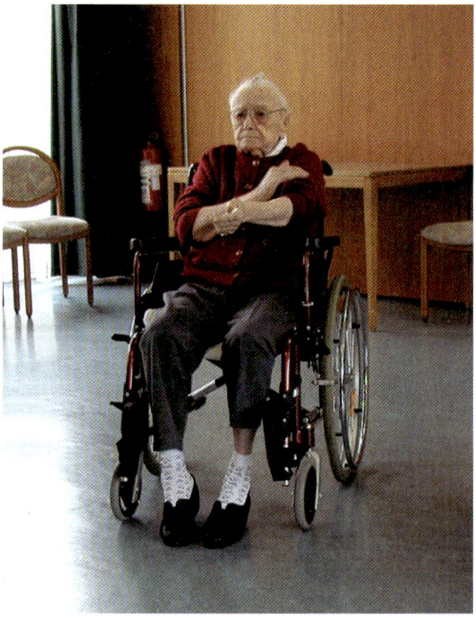

- Schuhe ausziehen und mit den Fußsohlen über den Igelball rollen (viele Bewohner tragen Hausschuhe, aus denen sie leicht schlüpfen können, notfalls auch in Schuhen).

Körpereinstellung

Als Folge der notwendigen Pflegehandlungen, die ständig (oft übergriffig) an den Bewohnern „vollzogen“ werden, ziehen sich die Bewohner, wie gesehen, immer weiter in sich zurück, sie spalten sozusagen ihren Körper vom Ich ab, damit sie diese Grenzverletzungen und ihr Schamgefühl aushalten können. Damit geht ein positives Verhältnis zum eigenen Körper verloren. Man selbst ist jemand anders als dieser Körper, der gewindelt wird.
Auch hier wieder können wir in unserer Arbeit nur ganz kleine Nischen schaffen, in denen den Menschen in einer positiven Weise in Kontakt mit ihrem eigenen Körper kommen.

2.2.2 Erfahrungsfeld: Wahrnehmung

Die Sinnesorgane liefern dem Menschen die Informationen über die Umwelt. Wenn die Leistungen der „Außenantennen“ nachlassen, wenn die Informationen über die Umwelt unklarer, schwächer und ungenauer werden, kann ein gezieltes Üben einiges bewirken. Denn auch hier gilt das biologische Gesetz der Anpassung, nach dem Funktionen, die nicht gebraucht werden verkümmern, dagegen Funktionen, die entsprechend ihrer Ausrichtung gebraucht werden, (länger) erhalten werden. Auch die Verarbeitung der einströmenden Reize im Gehirn ist davon abhängig, wie weit die Nervenzellverbindungen durchlässig gehalten werden und die Verknüpfungen (Synapsen) bestehen. Wenn die Reize sowieso aufgrund der nachlassenden Leistungsfähigkeit schwächer werden und dann auf ein verlangsamtes, ausgedünntes Netz an Nervenzellverbindungen stoßen, kann das fatale Folgen haben. Die Leistungen werden immer schwächer – viel schneller, als es biologisch gesehen, sein müsste. Das Gehirn wird träge, wenn es nichts zu tun bekommt. Das Nachlassen der Leistungsfähigkeit der Sinnesorgane und der Verarbeitung der Reize im Gehirn im Alterungsprozess lassen sich verzögern oder abmildern, wenn wir entsprechende Übungen anbieten[37].

[37] Aus den Bereichen der „Basalen Stimulation“ und des „Snoezelns“, die beide längst fundierten Eingang in das Feld der Altenarbeit gefunden haben, lassen sich weitere wertvolle Anregungen entnehmen. Vgl. z.B. Bienstein / Fröhlich (1991)

Sehen

- Verschiedene Gegenstände liegen auf dem Boden in der Mitte des Kreises unter einem großen Tuch. Das Tuch wird weggezogen und die Teilnehmer betrachten die Gegenstände genau. Dann wird das Tuch wieder über die Gegenstände gelegt. Fragen: Welche Gegenstände waren unter dem Tuch? Wie viele Gegenstände waren unter dem Tuch? Wie viele Farben? Waren Gegenstände von gleicher Farbe?

Je reduzierter die Fähigkeiten der Teilnehmer sind, desto größer, unterschiedlicher und weniger müssen die Gegenstände sein (Beispiel: Ball, Korb, Teller, Zeitschrift).

- Sie besorgen sich einen großen Kasten mit Buntstiften (oder Filzstifte) mit 30 oder mehr Teilen und lassen sortieren
  - nach den Grundfarben,
  - nach Abstufungen,
  - nach persönlichen Vorlieben,
  - nach persönlichen Farbzusammenstellungen (was passt gut zusammen, was gar nicht, was gefällt mir am besten, am wenigsten?).
- Sie lassen die Teilnehmer ein DIN A4-Blatt zu einem „Fernrohr" rollen und beobachten die Umgebung durch jeweils ein Auge. Fragen: Wie sieht die Welt jetzt aus? Die Wand? Das Fenster? Die anderen Teilnehmer? Sind beide Augen gleich?
- Sie schneiden aus buntem Filz Kreise mit unterschiedlichem Durchmesser aus und lassen sortieren:
  - nach Farben
  - nach Größen
  - aufsteigend (absteigend) nach Größen (und Farben),
  - nie zwei gleiche Farben nebeneinander.
- Sie lassen sich beschreiben, was draußen vor dem Fenster zu sehen ist.
- Sie sammeln Bilder (z.B. Kalenderblätter, Zeitschriften), die Sie herumgeben und besprechen – die Bilder sind der Gesprächsanlass:
  - Sie sind thematisch geordnet (z.B. Blumen, Städte, Menschen).
  - Erinnern: „Erinnern Sie die Bilder an frühere Begebenheiten aus Ihrem Leben?"
  - Bewerten: „was gefällt Ihnen am besten?" (am wenigsten?)
  - Sortieren: (Bsp. Blumen: Wann blühen sie im Jahresverlauf? Landschaften: welche Jahreszeiten sind zu erkennen?)

- Sie zerschneiden Bilder in einzelne Teile (je reduzierte die Fähigkeiten der Teilnehmer, desto weniger Teile) und lassen sie zusammensetzen (allein, mit Partner oder in der Gruppe).
- Sie spielen am Tisch mit aufgedeckten Memory-Karten (ca. 5-10 Paare): Welche Bilder sind gleich?
- Sie lassen Unterschiede sichtbar werden: leere Plastikflaschen werden unterschiedlich gefüllt
  - gefärbtes Wasser (Wasserfarbe),
  - Flüssigkeit in verschiedenen Mengen,
  - Verschiedene Inhalte (Steinchen, Sand, Luft ...).

Hören

- Die Teilnehmer sitzen bequem und sicher auf ihren Stühlen und schließen die Augen. „Was hören Sie?" Reihum berichten alle Teilnehmer (z.T. nach persönlicher Nachfrage) was sie gehört haben.
- Die Teilnehmer schließen die Augen. Sie machen verschiedene Geräusche, die Teilnehmer versuchen zu erraten, um welches Geräusch es sich handelt (können die Teilnehmer die Augen nicht schließen, machen sie die Geräusche verdeckt hinter einem Tuch. Der optische Kontrollsinn muss ausgeschaltet sein).

  Beispiele:
  - Papier knüllen,
  - mit Zeitungsseiten rascheln,
  - einen Wecker klingeln lassen,
  - mit einer Plastiktüte knittern,
  - Erbsen in eine Plastikschüssel schütten,
  - mit einem Schlüsselbund klappern.
- Sie lassen sich jeden Teilnehmer einen Gegenstand aussuchen, der Geräusche macht (z.B. Rasselbüchse, Nägel in einer leeren Getränkedose, Streichholzschachtel mit Maiskörnern, Kochlöffel etc.). Gemeinsam wird ein Geräuschechor erzeugt:
  - Ganz laut,
  - ganz leise,
  - in einem bestimmten Rhythmus,
  - in einer bestimmten Folge.
- Sie nehmen drei verschieden Geräuschquellen (z.B. Rasselbüchse, Holzlöffel, der ans Stuhlbein geschlagen wird und eine Schelle). Für jede Geräuschquelle wird mit den Teilnehmer eine Bewegung aus-

gemacht (z.B. Rasselbüchse: Arme kreisen umeinander, Holzlöffel: beide Hände greifen an die rechte und an die linke Seite des Stuhls, Schelle: Fußspitzen tippen auf). Sie machen in unterschiedlicher Reihenfolge die Geräusche, die Teilnehmer führen die entsprechenden Bewegungen durch. Steigerung: Zwei (alle drei) Geräusche gleichzeitig.

- Sie füllen leere große Joghurtbecher (haben oft einen Deckel) mit verschiedenen Materialien, wobei immer zwei (oder drei) den gleichen Inhalt haben (z.B. Sand, Nägel, Steinchen).
  - Was klingt gleich?
  - Wie ist die Reihenfolge von lauter zu leiser?
  - Wo sind die größten Unterschiede zu hören?
- Sie hören eine (fertige oder selbst hergestellte) Kassette oder CD, auf der verschiedene Geräusche thematisch zu hören (z.B. „in der Küche", „auf dem Bahnhof", „Haushaltsgeräusche" etc.) Was ist es? Welche Erinnerungen fallen Ihnen dazu ein?
- Sie hören gemeinsam alte Schlager (oder andere Musik).
- Sie lesen eine kurze Geschichte (Gedicht) vor.

Fühlen und Tasten

- Sie gehen herum und lassen die Teilnehmer in eine Tüte, die verschiedene Materialien enthält, hineingreifen und fühlen: Metall, Schaumstoff, Holz, Bürsten Watte, Federn, Steine, Korken etc. Sie lenken durch ihre Fragestellung immer wieder zu den Materialien hin. „Wie fühlt es sich an?" (Nicht: „was ist es?")
- Sie sitzen am Tisch. Unter einem Tuch sind verschiedene Gegenstände versteckt, wobei immer zwei gleiche vorhanden sind. Die Teilnehmer sollen durch Tasten herausbekommen, welche Teile zusammengehören. Je reduzierter die Fähigkeiten der Teilnehmer sind, desto unterschiedlicher müssen die Gegenstände sein (z.B.: Trichter, Gabeln, Bälle).
- In einen Schuhkarton wird an der kurzen Seite eine Öffnung geschnitten, durch die eine Hand bequem durchgreifen kann. Die Schachteln werden gefüllt und mit dem Deckel verschlossen, die Teilnehmer erfühlen den Inhalt (die Schachteln dürfen nicht zu voll gepackt sein, so dass die Finger genügend Platz zum Ertasten haben). Die Schachteln sind thematisch gefüllt (z.B. Werkzeugkasten, Küche, Garten, Wald etc.). Fragen: „Was ist es?" „Wo gibt es diese Gegenstände?" „Was ist der Oberbegriff?"

- Sie stellen „Tasttafeln“ her: aus festem Karton werden 5-7 Tafeln ausgeschnitten (Maße: 10cm x 5cm) und auf der einen Seite mit unterschiedlichen Materialien beklebt (Kordstoff, Fell, zerbrochene oder ganze Streichhölzer, Samt, Schnürsenkel, Wachstuch, Geschenkpapier etc.). Sie spielen am Tisch, der jeweilige Spieler versucht, die Augen zu schließen (oder an die Wand sehen):
  - Die Materialien erfühlen und erraten.
  - Reihenfolge erst erfühlen, dann verändern: Was liegt anders? (zuerst nur mit drei Tafeln beginnen).
  - Erfühlen und Assoziationen erfragen (Erinnerungen, Gerüche, Zweck?).
  - Zuordnen: verschiedene Gegenstände aus dem gleichen Material, die Sie mitgebracht haben, werden den Tafeln zugeordnet.
  - Unterschiede spüren beim Tasten: mit den Fingerspitzen, dem Handballen, dem Handrücken?
- Sie lassen verschieden Gegenstände reihum gehen und die Unterschiede spüren:
  - Verschiedenartige Gegenstände (z.B. Stein, Stoff, Baumrinde),
  - ähnliche Gegenstände (z.B. zusammengeknäultes Zeitungspapier, zusammengeknäulte Plastiktüte und zusammengeknäultes Handtuch),
  - gleiche Gegenstände, aber verschiedene Materialien und Größen (z.B. verschiedene Bälle, verschiedene Wollknäuel, verschiedene Tücher).

Riechen

Mehr als drei bis höchstens fünf verschieden Gerüche können nicht erkannt werden.

- Die Teilnehmer riechen mit geschlossenen Augen an kleinen Gefäßen (z.B. leere Filmdosen, leere Behälter von Teelichtern, leere Marmeladengläsern mit Schraubverschluss), die verschieden gefüllt sind. Die Gerüche sind willkürlich zusammengestellt, aber unterscheiden sich stark (z.B. Kaffee, Schokolade, Schuhcreme, Essig etc.): Was ist es? Welche Farbe bringen Sie damit in Verbindung?
- Sie lassen die Unterschiede riechen, die es bei der gleichen Sorte Gegenstände trotzdem gibt (z.B. verschiedene Seifen, Blumen, Cremes, Putzmittel etc.).

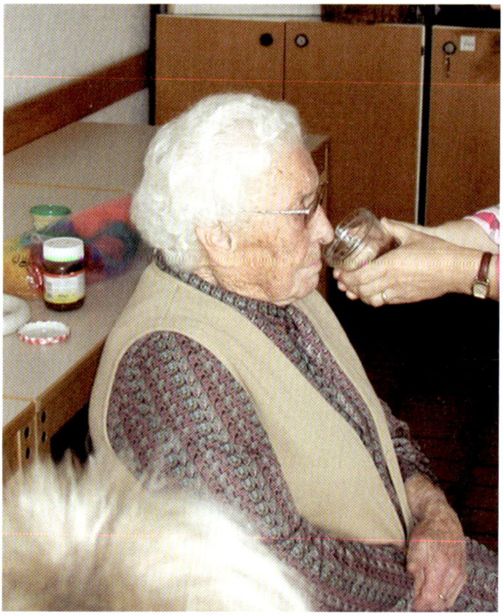

- Sie sprühen von Ihrem Platz Raumspray in die Luft. Frage an die Teilnehmer: „Wann kommt es bei Ihnen an?“ Welche Duftnote (z.B. Tannen, Zitrone)?“
- Sie lassen die Teilnehmer an verschiedenen Dingen riechen und Fragen nach den Erinnerungen, die damit verbunden sind (z.B. frisch gewaschenes Handtuch, Kernseife, Wasser mit Putzmittel, Maschinenöl, Ölfarbe etc.): wie riecht das? An was erinnert es Sie? Wer war damals dabei? Welche Situation fällt Ihnen dazu gerade ein? Riechen Sie noch einmal und schließen die Augen. Welche Bilder kommen?
- Öffnen Sie ein Fenster: „Riechen Sie etwas?“
- Sie träufeln auf ein Stück Haushaltspapier für jeden Teilnehmer ein paar Tropfen eines ätherischen Öls und lassen die Wirkung spüren (z.B. Lavendel zur Beruhigung und Entspannung, Pfefferminze zur Anregung etc.).
- Sie entzünden in der Mitte des Raumes eine Duftlampe mit einem ätherischen Öl. Frage „Ab wann riechen Sie etwas?“

Schmecken

Die TN schmecken mit geschlossenen Augen (bzw. nicht sichtbar dargereicht) verschieden Dinge, wobei wir den TN versichern, dass nur essbare Dinge zum Einsatz kommen:

- Die Geschmacksproben sind willkürlich zusammengestellt und unterscheiden sich stark (z.B. Schokolade, Apfel, Brot etc.).
- Die Konsistenz der Geschmacksproben ist ähnlich (z.B. Kartoffeln, Apfel, Mohrrübe etc.).
- Die Proben sind jeweils einer „Gattung“ zugeordnet und müssen unterschieden werden (z.B. Zitrusfrüchte, Marmeladen, heimisches Obst, Säfte, Nüsse, Fruchtjoghurts, Puddings, sauer eingelegtes Gemüse etc.). Die Aufmerksamkeit der Teilnehmer ist nach ein bis zwei „Gattungen“ meist erschöpft.
- Sie verteilen jedem Teilnehmer einen Gegenstand zum Essen (z.B. Apfel, Pfefferminzbonbon, Gurke etc.) und stellen reihum die Fragen: Wie schmeckt es Ihnen? An was erinnert es Sie? Welche Situationen fallen Ihnen ein? Schließen Sie die Augen und schmecken noch einmal ganz intensiv: welche Bilder entstehen?
- Sie verteilen zwei Getränke mit unterschiedlichem Geschmack (z.B. Wasser und Apfelsaft). Sie lassen den Teilnehmer wählen, was er möchte und gießen ihm bewusst das andere ein. Merkt er es? Fragen Sie nach!

2.2.3 Erfahrungsfeld: Bewegungsfähigkeit

Hier geht es um die jedem Menschen eigene persönliche Art, sich zu bewegen. Anders als in allen anderen Bereichen wird die Bewegung und ihre eigenen Gesetzmäßigkeiten selbst zum Thema. In den anderen Bereichen ist Bewegung sozusagen das Medium, mit dem man bestimmte Aspekte der Persönlichkeit fördern kann, also z.B. nutzen wir Bewegung, damit die Menschen Körpererfahrungen machen oder damit sie spielen können. Hier dagegen wenden wir uns der Bewegung selbst zu. Leider sind die Menschen in einem Pflegeheim schon oft so bewegungslos geworden, ist ihr Körper eine „unbewegliche Masse“ geworden, dass von den Bewegungsmöglichkeiten, die die Natur dem menschlichen Körper mitgegeben hat, nur noch wenige möglich sind. Aber selbst unter diesen schweren Bedingungen lassen sich wertvolle Erfahrungen machen.

Die Bewegungsfaktoren Zeit-Kraft-Raum

Jede Bewegung ist bestimmt von der Ausprägung der drei Bewegungsfaktoren: sie wird in einer bestimmten Geschwindigkeit (Zeit), mit einem bestimmten Krafteinsatz (Kraft) und in einer bestimmten Richtung (Raum) ausgeführt. Das Leben ist geprägt von einer Vielzahl unterschiedlichster Bewegungen in unterschiedlichsten Ausprägungen, gerade die Vielfalt bringt Spannung und Abwechslung. In dem bewegungslosen Alltag eines Pflegeheims ist oft nur langsame gleichförmige, gleichsam unbewusste Bewegungen üblich, der Körper und seine Bewegungsmöglichkeiten rücken immer weiter außerhalb des Bewusstseins – man spürt sich immer weniger. Und so verstärkt sich die Gefahr, sich selbst zu verlieren. Andere Erfahrungen zu machen als die gewohnten, zu spüren, dass man sich ja doch noch auch anders bewegen kann und damit **sich** wieder spürt, hat eine belebende Wirkung.

- Sie lassen ausprobieren:
  - **Zeit:** Die gleiche Bewegung (der Arme, der Beines und/oder des Oberkörpers wie z.B. ein Armkreis):
    einmal ganz langsam (Zeitlupe),
    einmal im mittleren Tempo (Alltag),
    einmal ganz schnell (Zeitraffer)
    machen: Wie fühlt es sich an? Was verändert sich in mir? Tut es gut, einmal nicht mehr alles im ewig gleichen Trott zu machen?
  - **Kraft:** Die gleiche Bewegung einmal mit viel Muskelkraft, danach ganz zart machen. Welche Bewegungsqualität wird damit erzeugt und wie fühle ich mich dabei? Was ist mir lieber?
  - **Raum:** Die gleiche Bewegung ganz klein, dann ganz groß ausführen. Vor dem Körper, seitlich, über dem Kopf, so tief wie möglich.

- Danach werden die Elemente zusammengesetzt und mehrmals hintereinander ausgeführt.

  Beispiel:
  a) langsam Zählen, halbes Tempo (1-4): 4 langsame Schritte im Sitzen,
  b) schnelles Zählen, ganzes Tempo (1-8): 8 schnelle Schritte im Sitzen
  a) und b) immer im Wechsel,
  (evt. c) ohne zählen, doppeltes Tempo: 16 ganz kleine Schritte machen (Zehenspitzen tippen nur auf).

- Sie schieben in Gedanken einen Schrank weg, dann streichen Sie über eine zarte Glasplatte (im Wechsel).
- Sie stemmen (in Gedanken) eine schwere Eisenkugel in die Luft, dann können Sie nur mit Mühe einen Gasgefüllten Luftballon behalten.
- Sie wischen über einen Glasscheibe: mal steht die senkrecht vor Ihnen, mal liegt sie wie ein Tisch vor Ihnen, mal über dem Kopf, mal rechts oben an der Seite, mal links auf dem Boden ...
- Sie zeichnen mit dem gestreckten Arm Kreise in die Luft: beginnend mit ganz kleinen, die immer größer werden (rechts, links, beide).

Rhythmus

Jedes Leben ist schon von Beginn an im Mutterleib von bestimmten Rhythmen geprägt (z.B. Herzrhythmus der Mutter) und entwickelt einen eigenen (Lebens-)Rhythmus. Von den ersten Lebensanfängen an übt dieses Grundphänomen eine stützende und gliedernde Funktion aus. Es ist in der mentalen Repräsentation fest verankert und trägt zur der Entstehung des Körperschemas bei. Im Laufe unseres Lebens gerät vieles von unserem ursprünglichen Gefühl für Rhythmus in den Hintergrund oder geht fast ganz verloren. Rhythmische Reize bringen den Menschen wieder in Verbindung mit diesem Grundphänomen Rhythmus. Rhythmusübungen können zur Stabilisierung des Körperschemas und Erhaltung der Identität beitragen. Sie können das Gefühl für den eigenen Rhythmus wieder erwecken und helfen mit, wieder Strukturen im Leben zu setzen. Über eine äußere Strukturierung zu einer inneren Struktur zu gelangen ist das übergeordnete Ziel einer Rhythmusschulung. Auch hier geht es nicht um ausgeklügelte, komplizierte Übungen – gerade die einfachen, ursprünglichen Formen sind hier das Richtige!

- Klatschen:
  - nur in die Hände,
  - Hände und Körperteile,
  - in bestimmten rhythmischen Folgen.
- Körpergeräusche: mit welchen Körperteilen kann man welche Geräusche erzeugen? Daraus eine kleine (wiederkehrende) Abfolge.
- Klatschen in Verbindung mit Stimme.
- Klatschvariationen in Gegensatzpaaren: Laut – leise, schnell – langsam, anschwellend, abschwellend.

- Zusammen mit den Teilnehmern einen (einfachen) Rhythmus klatschen und sie dann allein weiterklatschen lassen.
- Den Rhythmus einer Musik mit klatschen und den Rhythmus beibehalten, wenn die Musik zu Ende ist.
- In Gedanken ein Lied singen und mit den Fingerspitzen auf die Tischplatte (mit Klangstäben) den Rhythmus mit trommeln.
- Klatschen und stampfen mit den Händen und den Füßen: a) gleichzeitig, b) abwechselnd, c) Hände und Füße in verschiedene Rhythmen.
- Verschiedene Rhythmusinstrumente
  - ausprobieren,
  - eine einfache Abfolge zusammenstellen,
  - mit wechselnden Einsätzen (z. B: erst nur die Schellen, dann nur die Rasseln, dann nur die Tamburine etc.).
  - Welche Instrumente sind leiser, welche lauter?
  - Reihum nacheinander einfallen, gemeinsam spielen, dann reihum wieder aufhören.
  - Sie vereinbaren bestimmte Farben für bestimmte Instrumentenfamilien. Abwechselnd heben sie die verschieden Tücher (Karten), die entsprechenden Instrumente spielen.

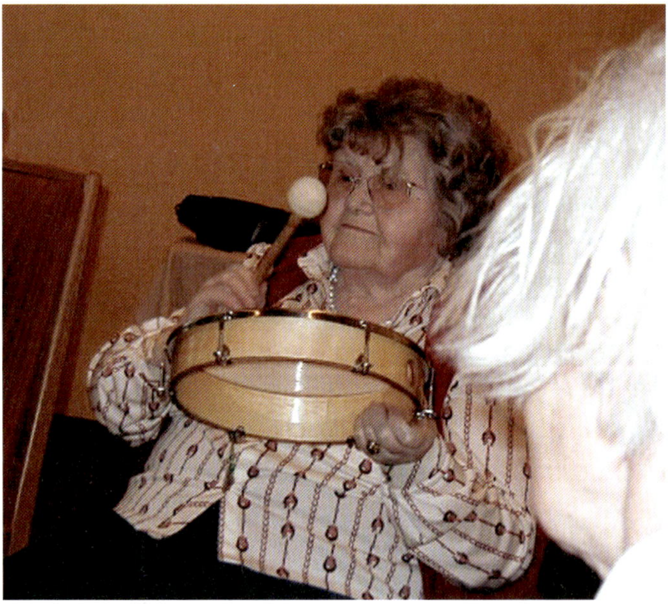

- Jede Instrumentenfamilie macht einen anderen Rhythmus. Geht es auch, wenn alle gleichzeitig spielen?
- Ein Musikstück begleiten.
- Bei einem Musikstück mit klar hörbaren unterschiedlichen Teilen spielen jeweils unterschiedliche Instrumente bei den Teilen, die anderen machen während dessen Pause. (z.B. A-Teil: alle Schellen und Rasseln, B-Teil: die Tamburine und Klanghölzer)

Bewegungsfluss

Jede Bewegung hat einen Anfang, fließt durch den Körper und kommt dann zu einem Abklingen, wenn sie nicht willentlich abgestoppt wird. Diese natürlich fließende, in Einklang mit der Atmung stehende Bewegung übt einen harmonisierenden Einfluss auf, hinterlässt ein Gefühl der Leichtigkeit, löst Blockaden und beschwingt. In unseren Kulturkreisen (im Unterschied z.B. zu fernöstlichen) ist dieses natürliche Fließen der Energien oft gestört. Insbesondere den „verpanzerten" Menschen in Pflegeheim ist der Zugang sehr erschwert. Aber auch hier können wir zumindest kleine Ansatzpunkte finden und damit die Menschen beleben:

Zunächst müssen Sie versuchen, die Menschen in einen entspannteren Zustand zu versetzen, damit ein Bewegungsfluss überhaupt zu Stande kommen kann und nicht von vorneherein an Muskelblockaden scheitert: Bequem sitzen, Verspannungen mildern: Nach dem vereinfachten Prinzip der Muskelrelaxation werden nacheinander auf Anweisung die Muskelgruppen der verschieden Körperteile angespannt, dann die Spannung heraus fließen lassen und in die Umgebung abgeben (Hände und Arme, Füße und Beine, Po, Bauch, Gesicht, Ganzkörper). Wird dann Musik eingeschaltet, löst sie erfahrungsgemäß danach viel eher leichte Bewegungen aus.

- Ruhig sitzen bleiben und warten, bis die Musik den Körper in leichte Schwingung bringt (oft sind diese Schwingungen von außen kaum sichtbar, werden aber gespürt) Wichtig ist eine weiche, schwingenden Musik (z.B. Claydermann, Robert Scholz).

- Chiffontücher und schwingende Walzermusik, jeder Teilnehmer gestaltet sein eigenen Stück.

- Jeder Teilnehmer erhält einen Luftballon, der nicht hochgeschlagen, sondern in den Händen gehalten wird. Nun erwacht der Luftballon zum Leben und beginnt einen Tanz (Musik: z.B. Rondo Venetiano).

Motorische Grundeigenschaften

Ein letzter Aspekt bezieht sich auf die sog. „motorischen Grundeigenschaften“, also bestimmte Fähigkeiten, die der Mensch besitzt, um überhaupt seinen Körper bewegen zu können. Er braucht zur Bewältigung seines Alltags ein gewisses Maß an Muskelkraft, an Gleichgewichtsvermögen, an Ausdauer, an Koordination und Geschicklichkeit. Nun sind gerade diese motorischen Grundeigenschaften in sehr starkem Maß abhängig von „Training“, d.h. davon, ob und wie sie benutzt werden. Es geht nicht um Krafttraining wie in Fitness-Studios, aber um Kräftigungsübungen, Koordinationsübungen, Übungen für das Gleichgewicht und Ausdauerschulung – eingebettet in situationsbezogene und handlungsorientierte Aufgaben und Spiele. Wie uns die Ergebnisse der sportmedizinischen Forschung bewiesen haben, sind hier wertvolle Impulse möglich.

Gleichgewicht

Den Körper im Gleichgewicht halten ist eine motorische, sensorische und muskuläre Leistung, die bei vielen Alltagsbewegungen alter Menschen zum Problem wird. Das Gleichgewicht sichert die aufrechte Haltung gegen die Schwerkraft und gegen die Einwirkung der Kräfte bei Fort- und Drehbewegungen. Alle wesentliche Alltagsbewegungen, (das Liegen ausgenommen), bedürfen des Widerstandes gegen die Schwerkraft, damit wir nicht zu Boden fallen. Die Anpassung des vestibulären Systems an die realen Bedingungen erfolgt durch die ständige Inanspruchnahme. Gerade im Alter, wo die Gleichgewichtsfähigkeit sowie so nachlässt, wirkt sich Bewegungslosigkeit sofort auf das vestibuläre System aus. Wie man an den Programmen zur Sturzprophylaxe sehen kann, wird die Arbeit mit dem Gleichgewicht zu einem wichtigen präventiven Faktor. „Im Gleichgewicht sein“ gibt aber auch einen deutlichen Hinweis auf die innere Befindlichkeit. Die psychische Komponente des Gleichgewichts bedarf allerdings anderer als der hier vorgestellten Übungen.

- Wir stellen uns hinter den Stuhl und halten uns an der Stuhllehne fest. Aufrichten und möglichst gerade stehen. Bei jeder Übung sollte immer wieder variiert werden, wie stark man sich aufstützt und immer wieder neu ausprobiert werden: zuerst mit beiden Händen, dann mit einer Hand, nur mit einem Finger, ganz frei:
  - Auf Zehenspitzen stellen und wieder absenken,
  - ein Bein seitlich abspreizen, dann das andere,
  - Gewicht auf ein Bein verlagern, das andere Bein anheben, auf einem Bein stehen bleiben,

- In den Knie leicht nachgeben und Beine leicht beugen. Oberkörper mit geradem Rücken – leicht nach links und nach rechts hinten verdrehen.

Wichtig ist hier, immer wieder an die Grenze zum Umfallen zu gehen, die Handstütze sichert ja, damit nichts passiert.

- Wir stellen uns seitlich hinter den Stuhl, die linke Hand fasst die Stuhllehne und dient als Stütze:
  - Das rechte Bein schwingt vor und zurück,
  - das rechte Knie geht vor hoch,
  - das rechts Knie geht vor – hoch – seit – ab,
  - das rechte Bein wird seitlich abgespreizt,
  - alle Übungen erfolgen auch gegengleich.
- Wir stellen uns seitlich neben den Stuhl, mit einer Hand festhalten, eine halbe Drehung nach hinten machen, bis wir auf der anderen Seite stehen. Dabei entweder die ganze Zeit festhalten (erst rechte, dann linke Hand oder mit beiden gleichzeitig) oder zwischendurch beide Hände lösen.
- Hinter die Stuhllehne stellen, festhalten, eine ganze Drehung, wieder festhalten (mit oder ohne Festhalten).

Für Menschen, die überwiegend sitzen, ist es eine große Herausforderung, überhaupt aufzustehen und gerade stehen zu bleiben. Hier sind Gleichgewichtsübungen noch wesentlich basaler:

- Sie stellen einen Stuhl vor den Teilnehmer. Aufstehen (möglichst wenig Hilfe)[38], an der Lehne des vor ihm stehenden Stuhls festhalten, langsam so weit es geht aufrichten:
  - Schwerpunkt verlagern nach hinten (meist stehen die Menschen vorgebeugt da), so dass das Gewicht auf dem ganzen Fuß ruht,
  - Oberkörper aufrichten und den Kopf heben,
  - Blick gerade aus, einatmen,
  - ruhig stehen bleiben und dem Organismus Zeit geben, sich an die veränderte Lage anzupassen.
  - Nun versuchen, die Stütze der Hände zu verändern: etwas weniger fest halten, möglicherweise nur mit den Finderspitzen, eine Hand lösen, beide Hände lösen.
  - Gewicht auf das rechte Bein verlagern (aber dabei trotzdem gerade stehen bleiben). Den rechten Fuß kurzzeitig abheben.

[38] zur effektiveren Hilfestellung sind Übungen aus der Kinästhetik sehr zu empfehlen.

– Möglichweise auch auf die Zehenspitzen stellen.

Im Sitzen

Auch hier gilt das Prinzip: Die Ruhestellung in der Körperlängsachse kurzzeitig verlassen. Die so einströmenden Reize über das Vestibulärsystem (Gleichgewichtsystem) und die entsprechenden inneren Rezeptoren veranlassen die ausgleichenden Bewegungen, die die „Übung“ für den Gleichgewichtssinn bewirken.

- zur Seite neigen (den Kopf auch) – Pause (dem Organismus Zeit geben, sich zu „Sortieren“) – wieder aufrecht hinsetzen.
- Oberkörper vorbeugen (nicht nur den Kopf).
- Hin- und herwiegen (wie ein Baum im Sommerwind).
- Mit dem Oberkörper weiche Kreise beschreiben.

Koordination und Geschicklichkeit

Jede Bewegung kommt dadurch zustande, dass ein Impuls vom Gehirn ausgeht, über die Nerven weitergeleitet wird und die Muskeln veranlasst, die Bewegung auszuführen. Die Rückmeldungen werden integriert und für die weitere Bewegung genutzt. Notwendig dazu ist die Fähigkeit des Menschen, koordiniert zu handeln. Koordination bedeutet also das intakte Zusammenspiel des Zentralnervensystems mit den Muskeln des Bewegungsapparats. Spielerische Übungen dazu:

- Jeder Teilnehmer erhält einen Partyteller (eine Fliegenklatsche). Mit einem Papierball (Luftballon) spielen alle gemeinsam ein Rückschlagspiel (ist der Kreis zu groß, müssen Sie in der Mitte stehen und die Bälle „weiterleiten“).
- Auf einen Partyteller wird ein Tischtennisball gelegt und reihum weitergegeben, ohne dass der Ball herunterrollt.
- Jeder Teilnehmer erhält einen Partyteller und einen Tischtennisball. Dieser wird auf den Teller gelegt und kreist darauf (bekommt oft einen fast meditativen Charakter).
- Jeder Teilnehmer erhält einen großen Joghurtbecher und einen Tennisball. Der Ball wird mit der Hand hochgeworfen und im Becher wieder aufgefangen.
- Jeder Teilnehmer erhält einen Joghurtbecher. Ein Tischtennisball wird reihum von einem Becher in den nächsten „geschüttet“.

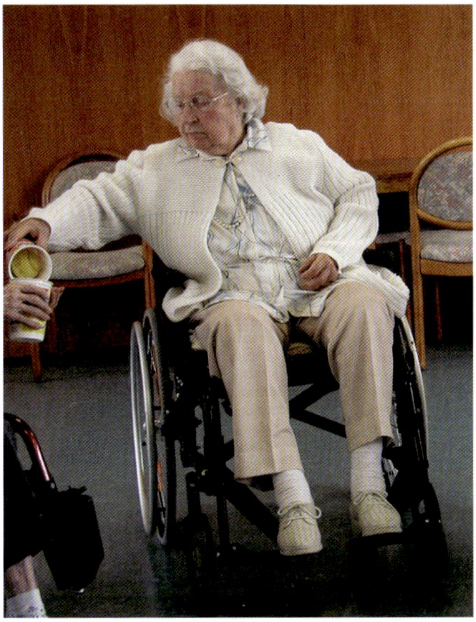

- Dito, aber statt dem Tischtennisball etwas anderes reihum schütten (Sand, Erbsen, Wasser etc).
- Jeder Teilnehmer erhält eine Wäscheklammer. Nun wird ein Bierdeckel reihum mit Hilfe der Klammer weitergereicht.
- Dito, auf dem Bierdeckel steht ein Korken, der nicht herunter fallen darf.

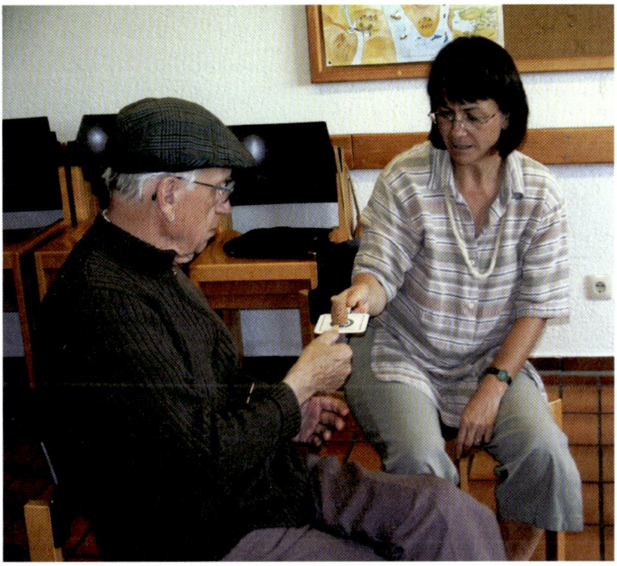

- Alle Spielformen, die weiter hinten vorgestellt werden, dienen letztlich auch der Koordination und Geschicklichkeit.

2.2.4 Erfahrungsfeld: biologisch-organische Grundlagen

Bewegung

Der Mensch ist (auch) biologischer Organismus und unterliegt bestimmten biologisch-physiologischen Gesetzmäßigkeiten. Der Verlauf von Alternsprozessen des Menschen wird nachweislich auch davon beeinflusst, ob alle körperlichen Leistungs- und Funktionsbereiche „in-Übung“ gehalten werden. Denn biologisch-organische Alterungsprozesse vollziehen sich viel schneller und mit sehr viel mehr negativen Wirkungen, wenn Bewegungsreize ausbleiben. Von Beginn an entwickelt sich der Mensch durch Wahrnehmen und Bewegen, er ist auf Bewegung angelegt und ein Leben lang auf Bewegungsreize angewiesen. Diesem phylogenetisch mitgegebenen Bewegungsbedarf muss in ausreichendem Maß entsprochen werden, soll sich die Leistungsfähigkeit nicht zurückentwickeln. Das biologischen Funktionsgesetz besagt, dass Funktionen und Organe, die zuviel gebraucht werden, verschleißen, dass sie, wenn sie zu wenig gebraucht werden, aber verkümmern (man denke beispielsweise an die Auswirkungen auf die Muskulatur, wenn man mit einem gebrochenen Bein sechs Wochen einen Gipsverband trägt). Wohl dosierte Bewegungsimpulse wirken nachweislich auf den gesamten Organismus förderlich.[39] Gerade im Alter, wo die biologisch-organischen Abbausprozesse sowieso körperliche Veränderungen bewirken, ist es um so wichtiger, nicht noch zusätzliche Belastungen durch fehlende Bewegungsreize zu schaffen. Im Alten- und Pflegeheim droht die Bewegungsarmut die negativen Wirkungen zu potenzieren. Und so ist ein wichtiges Thema der Bewegungsförderung die Erhaltung, Wiedergewinnung oder Erweiterung der körperlichen Beweglichkeit. Nur wenn das „Instrument der Bewegung“, der Körper, zur Verfügung steht, kann der Mensch handeln. Die „instrumentelle Dimension“[40] der Bewegung wird im hohen Alter unter den aufgezeigten Bedingungen in einem Pflegeheim zu einem existentiellen Bestimmungsfaktor.

---

[39] vgl. exemplarisch Meusel, (1996), Israel (1995)
[40] vgl. Grupe, O., 1979

Halte-Stütz- und Bewegungsapparat

Der biologische Alterungsprozess führt zu Veränderungen am Bewegungsapparat, die Einschränkungen der Leistungs- und Funktionsfähigkeit der Gelenke, Muskeln, Sehnen bedeuten. Dazu kommt die bewegungsarme Lebensführung in Alten- und Pflegeheimen.
Muskeln, die nicht beansprucht werden, werden schlaff und kraftlos, Gelenke, die nicht mehr bewegt werden, versteifen, eine Wirbelsäule, die nicht mehr gebogen wird, verknöchert. Umgekehrt trägt regelmäßige Gymnastik entscheidend dazu bei, die Beweglichkeit zumindest auf dem jetzigen Stand lange zu halten.
Das Prinzip der funktionalen Gymnastik in diesem Feld muss sein, den Menschen alltägliche Gebrauchsbewegungen (wieder) zu ermöglichen. Ausgangs- und Bezugspunkt ist die Vorstellung, welche Bewegungen der Mensch in seinem Alltag braucht, um zurecht zu kommen. Diese Bewegungen sollen (wieder) ermöglicht werden. Die natürlichen Hauptbewegungen des Körpers sind dabei Orientierungspunkte.
Gymnastik in einem Pflegeheim sieht allerdings ziemlich anders aus als Gymnastik in anderen Zusammenhängen. Die Menschen haben meist nur sehr eingeschränkte Möglichkeiten zur Verfügung, ihren Körper zu bewegen. Die angesagten Übungen stimmen in ihrer Ausführung selten mit dem überein, wie sie eigentlich funktional richtig wären. Aber wichtigstes Prinzip: Jeder Mensch versucht, die gestellte Aufgabe so zu lösen, wie es **sein** Körper zulässt. Also: Nie bloßstellen, wenn überhaupt nur sehr behutsam korrigieren. Insgesamt muss in der Gruppe ein Klima der Akzeptanz herrschen, damit jeder die seinen Einschränkungen gemäßen Erfolgserlebnisse hat. Und selbst entscheiden kann, wann ihm etwas zuviel wird. Ermutigungen sollten sein, individuelle Leistungssteigerungen und Anstrengung werden positiv kommentiert – aber Vorsicht: es darf sich auch nicht ins Gegenteil verkehren und jede Bewegung zu überschwänglich gelobt werden. Die Menschen haben ein sehr feines Gespür sowohl für die eigenen Schwächen als auch für die Echtheit eines Lobes.

Drehen des Kopfes

- Soweit wie möglich nach rechts hinten und links hinten schauen.
- Den rechten Arm nach vorne hochheben und die Hand anschauen. Den Arm zur Seite führen weiterhin die Hand anschauen. Den Arm wieder zurückführen und absenken. Gegengleich.
- Den Kopf nach unten beugen und über die linke und rechte Schulter schauen.
- Die Finger ineinander verschränken und beide Arme so heben. Links und rechts neben dem Oberarm vorbei nach vorne schauen.

Seitneigen des Kopfes

- Handflächen aneinanderlegen. Beide Hände rechts neben das Ohr legen und das rechte Ohr auf den obere Handrücken legen. Gegengleich.
- Linke Hand auf die rechte Schulter legen. Das rechte Ohr gegen den Handrücken neigen, aber dabei geradeaus schauen. Nicht die Schulter hochziehen. Gegengleich.
- Die Arme hängen lassen. Das linke Ohr neigt sich der linken Schulter zu, ohne dass das Gesicht gedreht wird. Gleichzeitig zieht die rechte Hand ein wenig zum Boden. Gegengleich.
- Den Kopf (ohne drehen) schwer zur Seite hängen lassen.

Schulter-Arm-Gelenk

- Die linke Hand vorne am Körper vorbei auf die rechte Hüfte legen. Dann wieder zurücknehmen und hinten am Rücken vorbei auf die rechte Flanke legen (oder auf den Rücken). Gegengleich.
- Große Kreise: mit einem Arm, mit beiden, vor dem Körper, seitlich, gegengleich.
- Arme vor der Brust kreuzen, wieder lösen und hinter dem Rücken kreuzen.
- Mit den Fingerspitzen der linken Hand zur rechten Ecke der Stuhllehne streben. Gegengleich.
- Aufrecht sitzen, beide Arme neben dem Stuhl hängen lassen, Spannung bis in die Fingerspitzen: den Arm im Gelenk soweit wie möglich hin- und herdrehen. Dto. mit ausgestreckten Armen (nach vorne, zur Seite).

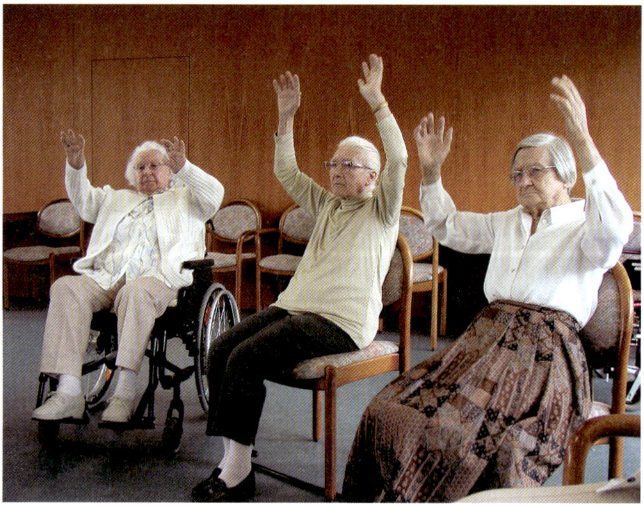

Rücken

- Arme beugen, Ellenbogen nach außen, dann beide Arme über den Kopf, dort kreisen die Hände umeinander, der Rücken ist aufgerichtet, der Blick geradeaus. Wieder absenken.
- Beide Hände umfassen seitlich die Sitzfläche: den Rücken strecken und so tun, als wollte man den Stuhl und sich selbst hochheben.
- Die Hände zu Faust machen und sie langsam Richtung Decke strekken. Der Oberkörper geht weg von der Lehne, der Rücken richtet sich auf. Die Blickrichtung bleibt gerade aus.
- Die Arme verschränken, langsam aufrichten, den Rücken strecken, die Arme vorne hochführen und unter den gekreuzten Armen nach vorne durchschauen.
- Einen (gedachten) Gegenstand nahe am Körper entlang mit den Armen nach oben stemmen.

Bauchmuskulatur

- Arme in den Schoß legen. So tun, als ob man eine hohe Leiter hinauf steigen wolle, dann wieder hinab.
- Mit geradem Rücken anlehnen. Mit Hilfe der Hände erst dann das eine, dann das andere Knie dazu anheben und dort oben lassen. Die Hände lösen und schnell in die Hände klatschen, dann wieder die Knie umfassen und absenken.
- Vorne auf dem Stuhl sitzen. Aufrichten, mit gestreckten Armen und geradem Rücken vorbeugen, mit gestreckten Armen und geradem Rücken wieder zurück und anlehnen. Wichtig: Zuerst mit den Schulterblätter die Rückenlehne berühren.
- Manche der Teilnehmer können sich nicht mehr auf die vordere Stuhlhälfte setzen oder von der Rückenlehne lösen. Aber selbst ein kleiner Impuls zum Vorbeugen beansprucht die Bauchmuskulatur.
- Anlehnen. Die Hände vor der Brust verschränken, Hände gegengleich auf die Schultern: mit dem Oberkörper vorbeugen.

Drehbeweglichkeit

- Beide Hände fassen an die Sitzfläche auf der rechten Seite. Lösen, aufrichten und beide Hände fassen auf die linken Seite.
- Die linke Hand umfasst das linke vordere Stuhlbein. Der rechte Arm hängst rechts neben dem Körper. Dann mit Schwung die rechte Hand auf den linken Handrücken legen. Gegengleich.
- Die rechte Hand geht zum linken Schienbein. Aufrichten. Die linke Hand geht zum rechten Schienbein.
- Die rechte Hand berührt die hintere linke Seite der Rückenlehne. Gegengleich.

Hüftgelenk

- Das rechte Knie etwas nach vorn schieben, halten und lockerlassen. Dann das linke Knie.
- Rechtes Bein gestreckt heben, nach außen führen, zurück zur Mitte, absenken. Gegengleich.
- Rechtes Knie heben, nach außen führen, abstellen. Wieder anheben und zur Mitte führen, abstellen. Gegengleich.
- Rechtes Bein gestreckt heben und einen großen Kreis beschreiben. Gegengleich.

Oberschenkel

- Füße aufstellen, Schwung holen und vorbeugen, als wolle man aufstehen. Die ganze Fußsohle belasten (manche können auch fast ganz aufstehen).
- Zwischen den Knien einen Ball (oder anderen Gegenstand) fest zusammendrücken.
- Beide Beine gestreckt heben, kleine Kreise ausführen.
- Rechtes Knie anziehen, Bein strecken, Bein beugen, abstellen. Gegengleich.

Füße

- Rechten Fuß auf der Ferse aufsetzen und über die gesamte Fußsohle abrollen. Am Ende sich auf den Zehenballen stützen und Ferse hochheben. Gegengleich.
- Beide Füße fest am Boden: Abwechselnd rechts und links die Fersen heben, die Ballen bleiben am Boden („Venenpumpe").
- Den Fuß strecken und anziehen.
- Im Fußgelenk kreisen lassen. In beiden Richtungen.
- Linken Fuß fest aufstellen. Den rechten Fuß mit der Außenkante und mit der Innenkante aufsetzen.
- Die Zehen krallen, spreizen und strecken.

Diese „Raster" sollten Sie immer im Kopf haben und in allen Stunden – mehr oder weniger ausführlich – durchführen. Mit den verschiedenen Materialien, die uns zur Verfügung stehen und die die Stunden abwechslungsreich gestalten, lassen sich diese „Gebrauchsbewegungen" fast alle durchführen oder abwandeln.

Der Einsatz von Musik und Materialien verändert die Sequenz:

- Benutzen Sie eine melodische, harmonische, klar gegliederte Musik (z.B. Henry Arland) wirkt diese unterstützend und rhythmisierend. Die Bewegungen kommen „wie von allein“, man fühlt sich beschwingt und heiter. Die Stimmung ist eher „Freizeit“.

- Haben Sie vor, die Aufmerksamkeit der Teilnehmer auf sich selbst zu lenken und auf das bewusste Spüren des eigenen Körpers, ist Musik eher störend und ablenkend. Diese Sequenz ist dann konzentriert und von der Stimmung her eher „Arbeit“.
- Nehmen Sie Alltagsmaterialien zu Hilfe und „verpacken“ die Stammübungen in Alltagssituationen und Handlungssequenzen, ist die Stimmung eher „Spiel“.

Grundsätzlich sollte Musik nur gezielt zur Unterstützung und Rhythmisierung eingesetzt werden, nie nur als „Hintergrund“. Dann wirkt sie eher störend.

Die Gestaltung dieser Stammübungen erfolgt nach zwei verschiedenen Vorgehensweisen (wobei sie keinesfalls als einander ausschließende gesehen werden):

a) funktional orientiert (nur die Übungen anbieten, mit oder ohne Material)
b) handlungsorientiert (alle Übungen in Aufgaben in Alltagssituationen verpackt).

Dazu ein kleines Beispiel:

Material: Handtuch

Drehen des Kopfes:

- Sehen Sie zu Ihrem Nachbarn auf der rechten Seite. Was hat der für ein Handtuch? Und links?

Seitneigen des Kopfes:

- Handtuch mehrmals falten und auf die Schulter legen. Wie beim Einschlafen das rechte Ohr auf das Handtuch legen. Gegengleich.

Schulter-Arm-Gelenk:

- Das Handtuch kräftig ausschütteln.
- Das Handtuch auswringen.
- Das Handtuch auf einer hoch gespannten Wäscheleine aufhängen.
- Mit dem Handtuch den Rücken abtrocknen.

Rücken:

- Handtuch an beiden Enden fassen und kräftig auseinander ziehen wie beim Wäscheglätten (auch nach oben und unten ziehen).

Bauchmuskulatur:

- Das Handtuch falten und in einen Schrank einräumen, der weit vor einem steht
(der Schrank steht links/rechts weit vor einem).

Drehbeweglichkeit:

- Ein (gedachter) Wäschekorb steht links neben dem Stuhl. Mit beiden Händen das Handtuch herausholen und in einen Korb auf der rechten Seite legen.

Hüftgelenk:

- Das Handtuch auf das Knie legen und dort glatt streichen. Dabei das Knie etwas anheben (mehrmals).

Oberschenkel:

- Das einmal längs gefaltete Handtuch auf den Fuß legen. Das Bein anheben, kleine Kreise beschreiben, auf und ab schwenken.

Füße:

- Mit den Füßen versuchen, das Handtuch zusammen zu falten.

Herz-Kreislauf

Auch hier gilt nachweislich, dass die Funktionsfähigkeit des Herz-Kreislauf-Systems in hohem Maß von vernünftiger Belastung abhängt. Viele der sog. „Bewegungsmangelerkrankungen" entstehen durch ungenügende Anforderungen an das Herz-Kreislauf-System. Da Alterungsprozesse die Gefahr bergen, dass die Leistungsfähigkeit der Organe zu schnell nachlässt, wenn ihnen nicht entsprechend und vernünftig begegnet wird, wird deutlich, dass Altenheimbewohner mehrfach belastet sind: Sie sind meist weit fortgeschrittenen chronologischen Alters, meist multimorbid und bräuchten dringend Anforderungen an das Herz-Kreislauf-System. Da sie aber unter diesen Lebensumständen – wie gesagt – oft bewegungslos (gemacht) werden, fehlen die dringend erforderlichen Impulse – der Teufelskreis dreht sich immer schneller und immer weiter und sie werden immer kranker und immer unbeweglicher.
Es geht hier nicht um ein „Ausdauertraining" im Sinne der Sports, es geht darum, den Menschen insgesamt zur mehr Bewegung anzuregen, weil damit die notwendigen Impulse gesetzt werden, auch das Herz-Kreislauf-System in Schwung zu bringen.

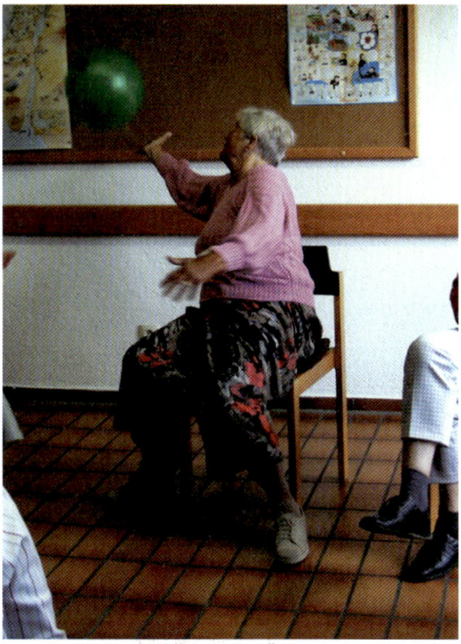

Beispiele:

- Marschieren im Sitzen in Verbindung mit Armeinsatz über einen gewissen Zeitraum (z.B. Radetzkymarsch von J. Strauß, ca. 3-4 Min),
- die Bewältigung des Wegs vom Zimmer zum Bewegungsraum (oder Speisesaal),
- Luftballon hochhalten,
- Spaziergänge (auch bei schlechtem Wetter!).

Atmung

Alte, bewegungslose Menschen leiden oft unter einem verknöcherten Brustkorb und einer eingeschränkten Lungentätigkeit. Die Muskulatur, die das Aus- und Einatmen ermöglicht, ist erschlafft. Viele Menschen atmen oft zu flach oder halten bei Anstrengungen die Luft an. Atmen unterstützt die Bewegung und Bewegungsübungen unterstützen die Atmung. Atemübungen bedeuten eine Vitalisierung des gesamten Organismus und beeinflussen unmittelbar das Wohlbefinden. Eine lebensstärkende „Sauerstoffdusche" aktiviert den gesamten Organismus und das Gehirn!
Auch hier gilt: weniger ist mehr. Anders als bei normaler Atemgymnastik, wo Ziele wie Bewusstmachung des Atemvorganges, Entspannung von Körper und Geist und Pflege des Atemapparats verfolgt werden können, erreichen nur sehr einfache Anweisungen die Menschen und können umgesetzt werden.

Atemübungen sollten nicht übertrieben werden. Ungewohnt tiefes Einatmen kann durch die Überflutung des Organismus mit Sauerstoff zu Schwindel und Unwohlsein führen.
Man beginnt immer mit dem tiefen Ausatmen, der Impuls zum Einatmen kommt von alleine! Gerade alte Menschen atmen oft nicht genügend aus, so dass zuviel verbrauchte Restluft in den Lungen verbleibt und nicht genügend sauerstoffreiche Frischluft in den Körper gelangt.

- Beide Hände auf den Bauch legen, so dass sich die Fingerspitzen fast berühren. Ausatmen und dabei eine leichten Druck mit den Händen auf den Bauch ausüben. Die Atempause abwarten, dann einatmen, der Bauch wölbt sich und damit bewegen sich die Hände.

- Beide Handflächen rechts und links an die Rippen legen (soweit es die Schulterbeweglichkeit zulässt). Beim Ausatmen einen leichten Druck auf die Rippen ausüben. Die Atempause abwarten, dann einatmen, so dass die Hände die Bewegung der Rippen spüren können.

- Beide Handflächen auf den oberen Brustkorb legen und die Wärme unter den Händen spüren. Beim nächsten Ausatmen üben die Hände einen leichten Druck aus. Die Atempause abwarten, dann einatmen, so dass die Hände sich leicht nach oben vorne bewegen.

- Entspannt zurücklehnen, beide Hände liegen im Schoß. Tief ausatmen, die Atempause abwarten, dann und tief einatmen. Diesen Atem behalten wir in uns und zählen in Gedanken langsam bis drei (bis 6). Danach langsam ausatmen langsam (nicht ruckhaft!). Der vermehrte Sauerstoff in unserem Organismus hat genügend Zeit sich auszubreiten.

- Entspannt zurücklehnen, beide Hände liegen im Schoß. Tief ausatmen, die Atempause abwarten, dann tief einatmen. Beim nächsten Ausatmen unterbrechen wir den Luftstrom einige Male. Am Ende des Ausatemstromes atmen wir noch einmal den letzten Rest aus der Lunge (es ist immer noch etwas da).

- Entspannt zurücklehnen, einatmen. Während der gesamten Einatmungsphase heben wir langsam den rechten Arm noch oben, halten ihn in der Atempause oben und senken während der Ausatemphase langsam wieder nach unten. Gegengleich.

- Beim Ausatmen die Arme vor der Brust verschließen, beim Einatmen weit öffnen.

- Fordern Sie zum „Atmen“ auf am offenen Fenster: ein paar mal tief Aus- und Einatmen.

- Durch einen Trinkhalm blasen (in die Luft, einen Kringel in die Luft zeichnen, in ein Glas Wasser).
- Tischtennisball pusten.
- Ein Wattebäuschchen von der Hand pusten, mit der anderen auffangen.

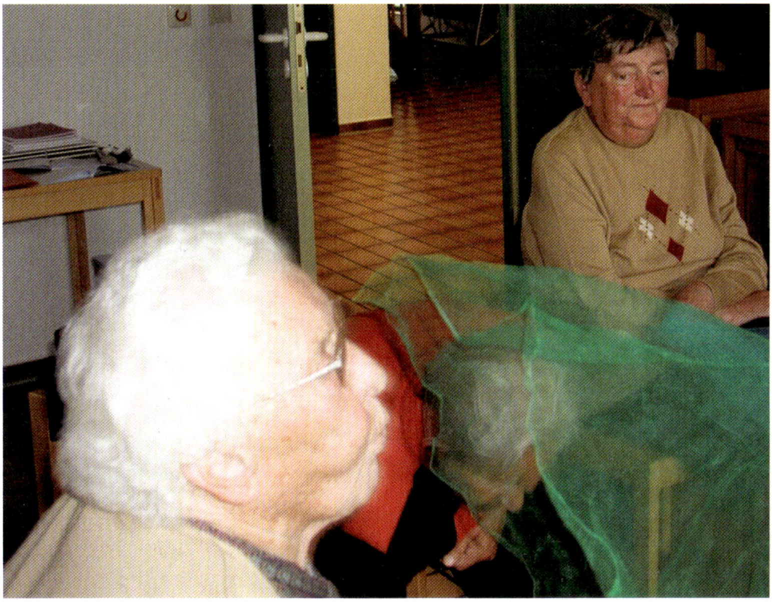

2.2.5 Erfahrungsfeld: Gedächtnis

Hier sind für uns mehrere Bereiche von Bedeutung. Zum einen ist die Leistungsfähigkeit des Gehirns Voraussetzung und Bedingung koordinierter Bewegungsabläufe. So besteht beispielsweise das Trinken aus einem Glas aus einer Vielzahl von Einzelhandlungen (das Glas greifen, hochheben, es an den Mund führen ohne zu verschütten, im richtigen Winkel zu kippen, das Glas wieder zurückstellen, die Finger lösen etc.), die zentral gesteuert werden müssen, damit sie koordiniert und fein abgestimmt ablaufen können.
Zum zweiten bedürfen die Nervenzellverbindungen (Synapsen) ständiger Reize, sollen sie nicht allmählich verkümmern. Bewegung liefert auch solche Impulse. Die vermehrte Sauerstoffzufuhr verbessert zudem insgesamt die Leistungsfähigkeit des Gehirns.
Zum dritten ist das Gehirn Träger von Verständigung, von Bedeutung, die Verbindung zum gelebten Leben. Im Gedächtnis gespeichertes le-

benslanges Wissen und Erfahrungen machen unser Menschsein aus, sind Garant unsrer Identität. Nur wenn der Mensch noch in Kontakt steht zu seinen Erinnerungen, zu seinen Erfahrungen, zu seiner Biographie kann er er selbst bleiben. Nur ein Mensch, der noch über seine kognitiven Möglichkeiten verfügt, kann – zumindest in Teilbereichen – die Verantwortung für sich selbst übernehmen und die Abhängigkeit von Pflege mildern.

Auch das Gehirn ist, wie alle anderen Körperfunktionen auch, darauf angewiesen, „in Übung" zu bleiben, es bedarf des täglichen Trainings, das die geistigen Fähigkeiten beansprucht. Alle Bewegungen beanspruchen und fördern gleichzeitig Wahrnehmung, Reaktion, Vorstellungs- und Denkvermögen, setzen ein gewisses Maß an Aufmerksamkeit und Koordinationsvermögen voraus und zielen auch wieder darauf ab – kurz, alle Formen des geistigen Leistungsvermögens werden beansprucht. Auch die Fähigkeit zu Erinnern, zu Denkleistungen, der Zugang zu gespeichertem Wissen und Erfahrung (das, was umgangsprachlich mit Gedächtnis gemeint ist) bedarf der ständigen „Aktualisierung", des Gebrauchs, damit sie nicht immer tiefer hinabsinken und letztlich verschwinden. Erinnerungen sind Ankerpunkte, die uns lebendig halten. Ein bewegungsorientiertes Gedächtnistraining spricht alle Aspekte an.

- Verschiedene Gegenstände liegen unter einem Tuch. Sie nehmen das Tuch weg und die Teilnehmer prägen sich ein, was liegt. Das Tuch wird darüber gelegt: was liegt da? Ein Gegenstand wird nun verdeckt entfernt. Dann wird das Tuch wieder weggezogen. Was fehlt?

- Jeder Teilnehmer denkt sich eine Obstsorte aus, die er selber sein möchte. Sie rufen nun eine Obstsorte, der entsprechende Teilnehmer ruft „hier", bekommt den Ball und wirft ihn wieder zurück. Sie rufen die nächste Obstsorte auf. Gespräch: Wie viele Obstsorten sind im Spiel? Welche? Welches ist Kernobst, welches Steinobst? Was gibt es noch?

- Variation: Statt Obst werden andere Begriffe gesucht wie Blumen, Berufe, Städte etc.).

- Die Teilnehmer schließen und öffnen abwechselnd die Hände zur Faust. Beide Hände bewegen sich aber gegengleich.

- Die Arme werden zusätzlich im Wechsel gestreckt: der rechte Arm geht nach vor, die rechte Hand macht die Faust, die linke Hand wird geöffnet; dann geht der linke Arm vor, die linke Hand macht die Faust, der rechte Arm wird zurückgezogen und die rechte Hand geöffnet. Geht es auch anders (Arm strecken und Hand öffnen, Arm anziehen und Faust machen)?

- Beide Arme sind nach vorne gestreckt. Nun geht der eine Arm nach oben, der andere zur Seite. Dann gegengleich.
- In einer Gesprächsrunde wird der unterschiedliche Lebensraum von Tieren zusammen getragen (Luft, Wiese, Wald). Sie werfen nun einem Teilnehmer den Ball zu und sagen: „Luft". Der Teilnehmer muss ein Tier nennen, dass in der Luft lebt. Er wirft den Ball zu einem anderen Teilnehmer, der ein weiteres Tier aus diesem Lebensraum sagt.

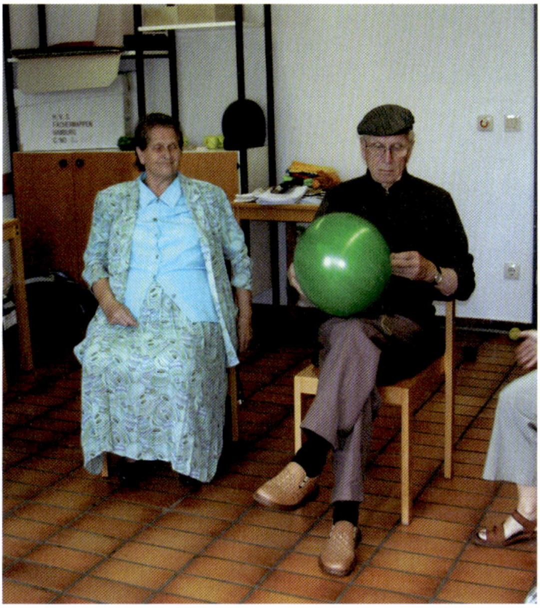

- Dto., aber die Teilnehmer werfen den Ball jeweils an Sie zurück und Sie nennen ein neues Stichwort.
- Jeder Teilnehmer wirft nacheinander zweimal hintereinander einen großen Schaumstoffwürfel und zählt die Augen zusammen (oder gleich mit zwei Würfeln spielen). Die Anzahl der Augen ergibt die Zahl, die der entsprechende Monat im Jahresverlauf hat. Diesen Monat nennt der Teilnehmer (die anderen können auch helfen).

  Variationen:

  a) Der Teilnehmer nennt nicht nur den Monat, sondern dazu einen Begriff, der ihm dazu einfällt.

b) Der Teilnehmer nennt nicht nur den Monat, sondern eine Tätigkeit, die man besonders in diesem Monat ausüben kann.

- Sie nennen eine Situation (z.*B. „Wir kochen eine Suppe“, „wir haben Waschtag*“): was machte man? Welche Handgriffe (pantomimisch), welche Zutaten brauchte man? Wie roch es? Etc. Welche Situationen fallen Ihnen dazu ein?

- Berufe raten: Jeder denkt sich einen Beruf aus und stellt ihn mit einer typischen Handbewegung vor. Was ist es? Vereinfachung: Sie machen eine Handbewegung vor, alle raten und führen dann gemeinsam diese Bewegung aus. Gibt es noch eine andere Bewegung, die in diesem Beruf üblich ist?

2.2.6 Erfahrungsfeld: Entspannung

Wer kennt sie nicht – die angespannten, ruhelosen, verhärteten Mitmenschen, die nur sehr schwer oder gar nicht in der Lage sind, Momente der Entspannung zu finden! Wobei Entspannung nicht zu verwechseln ist mit Apathie, Dahindämmern oder Teilnahmslosigkeit. Entspannung bedeutet so etwas wie „Losgelöstheit“, bedeutet Loslassen und Ausruhen. Die wohltuende Wirkung von sanften, ruhigen Bewegungen ist für jeden spürbar. Entspannungsarbeit hinterlässt ein Gefühl von Wohlbefinden und Ruhe, das noch weit in den Alltag hineinreicht.

- Vereinfachte Form der Progressiven Muskelrelaxation: nacheinander werden verschiedene Muskeln angespannt, ein paar Sekunden die Spannung gehalten und dann losgelassen: „Machen Sie eine Faust und drücken Sie sie ganz fest zusammen“. Oder: „Drücken Sie Ihren Fuß ganz fest auf den Boden“. Oder: „Ziehen Sie ganz fest den Bauch ein“. Solche konkrete Anweisungen ermöglichen es, einzelne Muskelgruppen gezielt anzuspannen. Die nachfolgende Entspannung bewirkt nicht nur eine Entspannung in der Muskulatur, sondern berührt auch „innen“. Sie müssen immer wieder darauf hinweisen, nicht die Luft anzuhalten, sondern weiter zu atmen. Das gerät immer wieder aus dem Bewusstsein.

- Ruhig sitzen. Oberkörper vorbeugen und ausatmen, Unterarme auf die Knie auflegen. Beim Hochkommen tief einatmen, langsam aufrollen, Kopf hebt sich zuletzt. Mehrmals langsam und ruhig fließend nacheinander, beenden mit dem Ausruhen und Nachspüren. Dazu leise Entspannungsmusik.

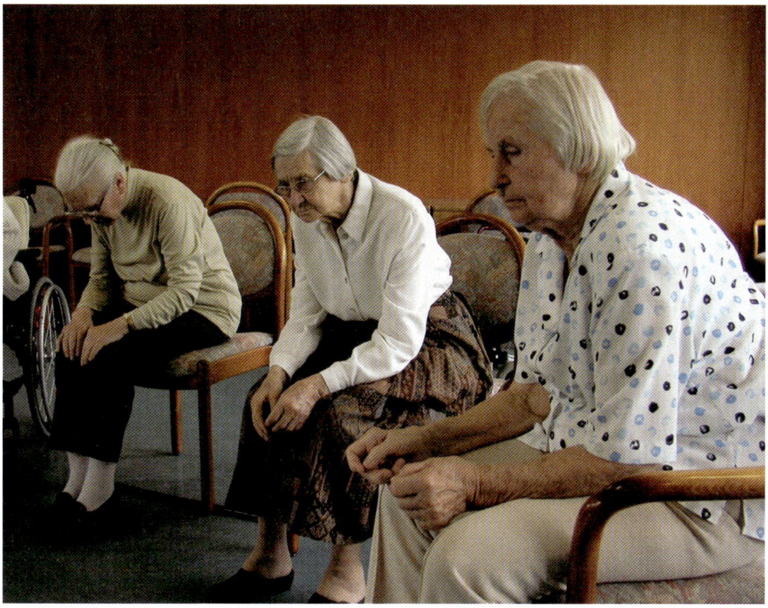

- Ruhig sitzen. Eine Schulter bewegt sich langsam (auf Ansage) nach oben, nach hinten, nach unten und nach vorn: – hoch – hinten – runter – vor, mehrmals nacheinander. Ebenso die andere Schulter. Beide Schultern kreisen lassen (langsam) – während die eine Schulter unten ist, beginnt die andere oben. Die Arme hängen dabei lokker am Körper herab und folgen so den Schulterbewegungen. Ausruhen und Nachspüren. Dazu leise Entspannungsmusik.
- Mit den Fingerkuppen beider Hände den Nacken nach rechts und nach links bis zu den Ohren ausstreichen, danach mit beiden Händen rechts und links der Wirbelsäule zu den Schultern hin ausstreichen. Mit Daumen und Zeigefinger einer Hand von der Nasenwurzel zur Nasenspitze ausstreichen. Mit den Fingerkuppen beider Hände die Stirn von der Nasenwurzel zu den Schläfen hin ausstreichen. Zum Schluss leicht die Wangen mit beiden Händen von der Nase zu den Ohren hin ausstreichen.

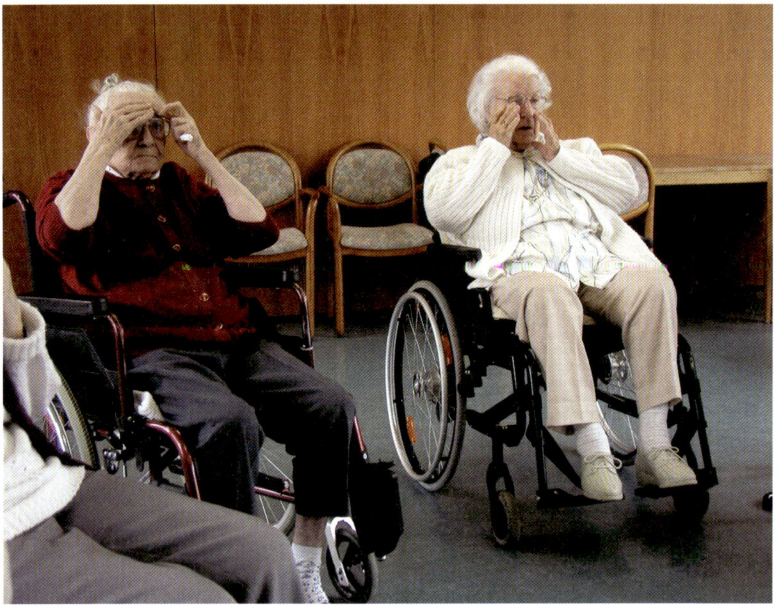

- Rückenmassagen: Ganz wichtig ist dabei zu berücksichtigen, dass die Scheu davor, andere Menschen zu berühren oder selbst berührt zu werden, meist sehr hoch ist. Aber der Einsatz von Igelbällen oder Tennisbällen nimmt diese Hemmung und erzeugt die gleiche angenehme Wirkung. In manchen Gruppen ist es möglich, dass sich zwei Nachbarn gegenseitig den Rücken massieren. Oft sind die Einschränkungen zu groß (oder die Rollstühle zu sperrig), als dass sich alle Teilnehmer gegenseitig massieren können. Ist die Gruppe nicht zu groß, können Sie herum gehen und diejenigen, die „leer ausgehen", massieren.
- Leichte Dehnübungen (vereinfachte Formen des Stretching), Prinzip: Dehnung langsam aufbauen, 5-7 Sek. halten, langsam wieder auflösen
  - Kopf neigt sich nach rechts, rechte Hand auf den oberen Kopf legen, leicht noch weiter nach rechts ziehen.
  - Gegengleich.
  - Kopf neigt vor, Hand auf den Hinterkopf und Kopf leicht nach vorne ziehen, so dass der Nacken ganz lang wird.
  - Kopf neigt sich vor, dreht zur Seite (als wolle man unter den Achselhöhle schauen).
  - Gegengleich.

- Beide Arme hängen neben dem Stuhl, die rechte Hand zieht Richtung Boden, der Oberkörper (und Kopf) neigt sich nach rechts, so dass die Flanke links gedehnt wird.
- Gegengleich.
- Die Arme umfassen einen gedachten dicken Ball, der auf dem Schoß liegt, der Rücken wird ganz rund, der Kopf liegt auf dem Ball.
- Beide Arme werden gestreckt (Handfläche zeigt nach vorne) nach unten geführt und nach hinten gezogen.
- Rechtes Bein gestreckt heben, Hände unterstützen den Oberschenkel, den Fuß fest anziehen.
- Gegengleich.

• Ruhig und bequem sitzen, einer Entspannungsmusik lauschen und den eigenen Gedanken nachhängen.

2.3 Soziales Netzwerk

Der Mensch muss sich in seinem sozialen Netzwerk zurechtfinden:

Sozial-Kompetenz

Dieses Daseinsthema ergibt sich aus der Tatsache, dass der Mensch ein soziales Wesen ist und in einer – wie auch immer gearteten – sozialen Gemeinschaft lebt. Es stellen sich auch hier vielfältige Entwicklungsaufgaben, die es zu bewältigen gilt, um ein zufriedenes Dasein leben zu können. So müssen beispielsweise die Beziehungen zu anderen Menschen adäquat gestaltet werden, müssen die Rückmeldungen, die man von den anderen bekommt, ins eigene Selbstbild integriert werden, spürt man vielleicht das Bedürfnis, in Krisenzeiten in einem sozialen Netz gehalten zu sein – individuell ganz unterschiedliche Anforderungen, aber allen ist gemeinsam, dass sie das soziale Gefüge betreffen.

Dieses Bedürfnis nach Nähe, nach Eingebundensein in eine soziale Gemeinschaft, nach Verständnis und Verstehen – was nach Befriedigung der lebensnotwendigen physiologischen Bedürfnisse (Nahrung, Wärme, Verdauung, Schlaf) etwas ganz Elementares ist – kommt in der Lebenswelt Alten- und Pflegeheim oft zu kurz. Obwohl so viele Menschen auf engem Raum zusammenleben (müssen), prägen oft Vereinzelung, Einsamkeit, Anonymität das Klima. Wie wir gesehen haben reduzieren sich soziale Kontakte oft auf die minimalen Kontakte mit den professionellen Pflegern, die wiederum aufgrund ihrer chronischen Arbeitsüberlastung einfach nicht die Zeit haben (oder sie sich nicht nehmen), auf die Menschen einzugehen. Die Beziehungen und Kommunikationsstrukturen sind nicht wie die zwischen gleichwertigen Partnern, sondern geprägt von hierarchischen und einseitigen Strukturen. Das ungestillte Bedürfnis danach, verstanden werden steht oft in krassem Widerspruch zu der tagtäglich erlebten Intimität von Pflegeleistungen. Diese bedeuten im Grunde eben keine wirkliche Nähe, sondern werden eher oft als Eingriffe in den persönlichen Schutzraum erlebt. Die Lebenssituation erlaubt es kaum mehr, in Bezug auf seine sozialen Kontakte selbstwirksam und selbstbestimmend zu sein, dagegen wird die Abhängigkeit vom „guten Willen“ der Pflegekräfte immer größer.

Eine einzelne Psychomotorikstunde in der Woche wird dieses grundlegende Dilemma, das in dem soziologischen Gebilde „ Institution Alten- und Pflegeheim“ seinen Ursprung hat, nicht auflösen. Aber dennoch werden in diesen Stunden wertvolle Erfahrungen ermöglicht und Anregungen gegeben, die fördernd und unterstützend wirken. Bewegung ist die Grundlage von Kommunikation, Bewegung ist Träger der Verständigung.

Auch hier wieder können wir davon ausgehen, dass viele kleine Bausteinchen – auf einer konkreten erfahrbaren Ebene –, das Erleben von Sinnhaftigkeit unterstützen. Soziale Kommunikation ist ein elementares Grundbedürfnis des Menschen – und von nicht zu unterschätzenden Wirksamkeit, allerdings in beide Richtungen: wenn genügend Kontakte vorhanden sind, zeigen sich positive Lebenseinstellungen, sind es zuwenig oder fehlen gar ganz, sind nachweislich negative Auswirkungen auf Identität und Wohlbefinden spürbar. Soziale Kontakte gehören, wie wir gesehen haben, zu den wirksamsten „Schutzfaktoren“ von Gesundheit und Lebensmut.

Auch dieser Kompetenzbereich ist untergliedert in einzelne Erfahrungsfelder, die dementsprechend – schwerpunktmäßig – auf diesen Bereich hinwirken: auf das Eingebunden sein in einer sozialen Gemeinschaft, auf das Bedürfnis nach Nähe und Verstanden werden, auf Akzeptanz und Anerkennung – auf das „Wir“.

2.3.1 Erfahrungsfeld: zwischenmenschlicher Kontakt

Hier haben insbesondere die Mitarbeiterinnen und Mitarbeiter der Pflege in ihrem täglichen, z.T. sehr intimen Umgang mit den Menschen viele Möglichkeiten, die Beziehungen positiv zu gestalten. Allerdings wird hier ein Grundproblem der Altenhilfe deutlich. Die (z.T. heftigen) Diskussionen um „Beziehungspflege“ zeigen beispielsweise das Dilemma der Pflege, dass die in den modernen Pflegetheorien vertretenen Konzepte noch längst keinen Einzug in die alltagspraktischen Realität des Pflegealltags genommen hat. Strukturen und Regeln der „Institution Altenheim“ bestimmen auch die sozialen Beziehungen.

In der psychomotorischen Arbeit kann nur ein Teil aufgefangen werden. Wertschätzendes Umgehen, Achtung der persönlichen Würde und Freiheit des Einzelnen, Wahrung der Selbstbestimmung, um nur einige Elemente zu nennen, bestimmen das Klima in den Gruppen. Kontakte auf einer spürbaren, „handgreiflichen“ Ebene (z.B. Massagen und Ausstreichungen) vertiefen zwischenmenschliche Beziehungen. Trotzdem darf nicht vergessen werden, dass unmittelbare zwischenmenschliche Beziehungen, die einer der Hauptfaktoren der Entwicklung (in früher Kindheit) sind, elementarer Bestandteil eines selbstbewussten Lebens in relativem Wohlbefinden bleiben – auch im Erwachsenenalter. Gerade wenn die kontrollierenden, steuernden, rationalen kognitiven Fähigkeiten langsam nachlassen, werden diese elementaren Erfahrungen immer wichtiger. Auf Dauer lassen sie sich nicht aus der Erinnerung speisen. Der Mensch ist darauf angewiesen, dass diese Erfahrungen immer wieder neu gespürt – erfahren – werden[41], sonst gehen sie verloren – nicht aber das Bedürfnis nach ihnen.

2.3.2 Erfahrungsfeld: Gemeinsames Tun

Hier entfaltet sich eines der „klassischen“ Felder der Psychomotorik mit vielfältigsten Möglichkeiten. Bewegung bietet die Möglichkeit zu sozialen Aktivitäten, Gemeinschaftsgefühl und Gruppendynamik. Miteinander oder auch mal gegeneinander zu spielen, miteinander ein kleines Sitztänzchen zu tanzen, miteinander über Bewegungsspiele zu lachen – es gibt viele Ideen, wie die Bewohnerrinnen und Bewohner ein Gruppengefühl erleben können. Gemeinsames Singen altvertrauter Volksweisen lässt beispielsweise eine ganz besonders dichte Atmosphäre der Verbundenheit entstehen zwischen Menschen, die den Rest des Tages nebeneinander sitzen, aber keinen Kontakt haben. Möglicherweise werden sie irgendwann auch im Aufenthaltsraum Kontakt aufnehmen können. Miteinander lachen können – welch lohnende Aufgabe, das auf den Weg zu bringen! Damit leisten wir einen Beitrag gegen Einsamkeit und Leere, gegen Vereinzelung, Apathie und den Rückzug ins eigene Zimmer. Dieses dem Menschen genetisch vererbte, über die Evolution entwickelte Bedürfnis nach Geselligkeit und Nähe

41 vgl. Pickenhain 2000

ist ein fundamentales und wir können ihm mit unseren Angeboten auf verschiedene Weise begegnen.

Miteinander Spielen

Die Spiele in den Bewegungsstunden mit sehr alten Menschen im Pflegeheim unterscheiden sich meist doch von den „kleinen Spielen" der Seniorengruppen oder den Gesellschaftsspielen von Spielenachmittagen. Meist macht die Zusammensetzung der Gruppe ein Verstehen der Spielregeln schwierig, so dass nur ganz einfache Spiele zum Einsatz kommen können. Der Gruppenleiter muss sich im Vorfeld gut überlegen, wer in der Gruppe ist und welche Spiele gespielt werden können, damit sich überhaupt ein Spielerlebnis einstellen kann. Viele der in den zahlreichen Spielebüchern (auch Senioren-Spielebüchern) genannten Vorschläge sind – so gut sie auch sind – für viele Gruppenmitglieder zu kompliziert, als dass sie gut funktionieren können. So ist ständig Ihre Phantasie gefragt, beispielsweise komplizierte Regeln abzuwandeln und zu vereinfachen.

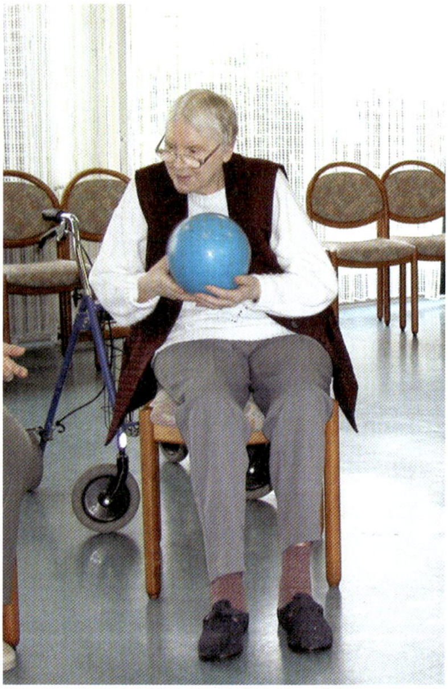

- Einfachste Spielformen:
  - Weitergeben,
  - Zuwerfen,
  - Zielwerfen,
  - Hochwerfen und auffangen.

Variationen durch:
- Verwendung unterschiedlicher Materialien,
- einen, zwei oder mehr Gegenstände weitergeben,
- von der rechten in die linke Hand werfen,
- zum Nachbarn werfen,
- zum Gegenüber werfen,
- in einen Eimer in der Mitte werfen,
- in einen Reifen werfen.

- Eine Flasche liegt auf dem Boden, Sie als Gruppenleiter drehen sie.
  - Derjenige, auf den der Flaschenhals zeigt, muss sich eine Bewegung ausdenken und sie ausführen.

  Variationen:
  - die Bewegung wird vorher gemeinsam festgelegt,
  - Sie benennen das Körperteil, mit dem die Bewegung ausgeführt werden soll.

- Während eine Musik läuft, wird ein Hut reihum weitergegeben. Jeder Teilnehmer nimmt ihn, setzt ihn sich auf den Kopf, nimmt ihn wieder ab und gibt ihn dem Nachbarn. Sie unterbrechen die Musik und derjenige, der den Hut gerade hat, muss eine Bewegungsaufgabe erfüllen (aufstehen und hinsetzen, in die Hände klatschen, sich verbeugen o.ä.).

- „Spitz, pass auf“: Jeder Spieler erhält eine „Maus“: Ein zusammen geknäueltes Blatt Papier wird an einen langen Wollfaden (nicht zu dünn) angebunden. Die Spieler sitzen im Kreis und legen ihre „Mäuse“ in die Kreismitte, das andere Ende des Wollfadens halten sie in der Hand. Sie als Leiterin stehen mit einem leichten Plastikeimer in der einen Hand in der Mitte und würfeln mit der anderen Hand mit einem großen Schaumstoffwürfel. Wenn Sie eine 1 oder 6 (2 oder 5) würfeln, versuchen Sie, die „Mäuse“ mit dem Eimer zu fangen, die Teilnehmer ziehen ihre „Mäuse“ schnell weg: Kann die „Katze“ eine „Maus“ fangen?

- Sie verteilen verschieden große und schwere Wurfgegenstände (Sandsäckchen, Tennisball, Kastanie etc.). Jeder Teilnehmer versucht, einen Wurfgegenstand in einen in der Kreismitte auf dem Boden stehenden Eimer zu werfen.

- Die Gegenstände, die schnell nacheinander geworfen werden sollen, haben unterschiedliche Material- und Flugeigenschaften (z.B. Sandsäckchen, Topfkratzer, Bierdeckel): Wie fliegt was? Welcher Krafteinsatz ist dafür erforderlich?

- Der Eimer steht in der Mitte erhöht auf einem Stuhl (Tisch).

- Vereinfachung: Statt des Eimers breiten Sie ein großes Tuch auf dem Boden aus, auf das die Teilnehmer werfen.
- Mit den Wurfgegenständen wird ein in der Mitte stehender Gegenstand abgeworfen (Markierungshütchen, Kegel, eine Pyramide aus großen Dickmilchbechern, etc.).

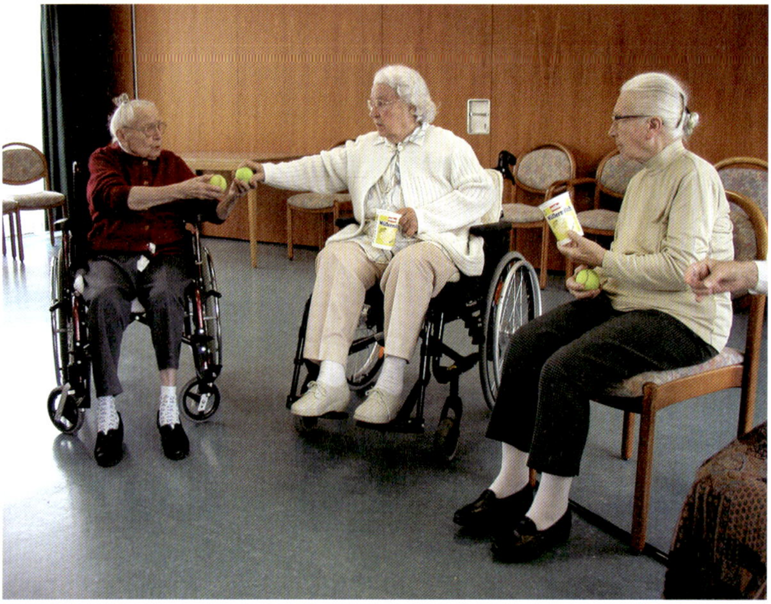

- Sie stehen in der Mitte des Stuhlkreises und werfen den Teilnehmer den Ball der Reihe nach zu. Diese werfen zurück.

  Variationen:
  - Die Teilnehmer sitzen mit verschränkten Armen und dürfen sie nur zum Fangen lösen.
  - Sie werfen den Ball den Teilnehmer blitzschnell, aber in willkürlicher Folge (auch mit Umdrehen) zu.
  - Sie prellen den Ball schräg auf den Boden, so dass er beim Gegenüber landen kann. Der Fänger wirft zurück.
  - Kann jemand auch zurückprellen?
  - Die Teilnehmer werfen sich gegenseitig den Ball zu.
- Es werden verschiedene Gegenstände verteilt (höchstens jeder zweite Teilnehmer hat einen Gegenstand). Auf Kommando werden sie reihum nach rechts weitergegeben.
  - Die Richtung wechseln.

– Die Richtung mehrmals auf jeweils vorher ausgemachte Signale hin wechseln (z.B. „stopp – blau“ heißt: nach links, „stopp – rot“ heißt: nach rechts (man kann auch mehrmals hintereinander die gleichen Farbkommandos geben).
– Mit einem oder zwei Gegenständen beginnen und zusätzlich immer mehr (auch verschiedene) Gegenstände mit einbringen.

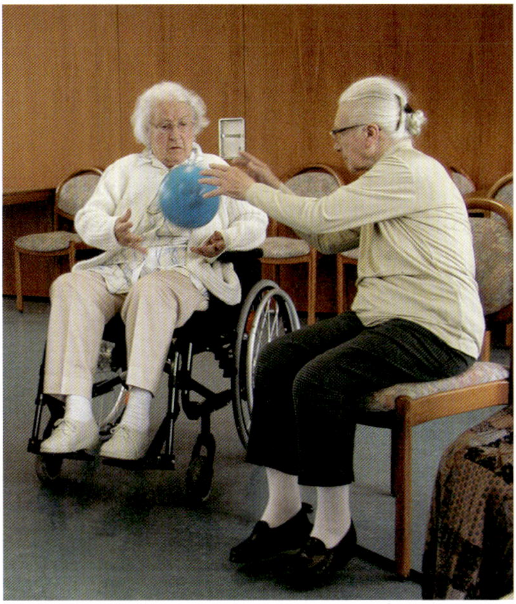

- Ein roter Ball (oder anderer Gegenstand) wird nach rechts weiter gegeben, ein gelber gleichzeitig nach links.
- Ein roter Ball (oder anderer Gegenstand) wird nach rechts weiter gegeben, gelber folgt nach einem Abstand. Kann der gelbe den roten Ball einholen?
- Je zwei Teilnehmer wenden sich einander zu. Jeder hält die Enden eines Tuches (Handtuch, längs gefaltetes Baumwolltuch) fest und das Tuch dadurch straff gespannt. Einen Tennisball –
  – darauf hin und herrollen
  – hochwerfen und auffangen.
- Jeder Teilnehmer erhält eine „Angel“: Ein Sandsäckchen wird an ein Ende eines Gymnastikseiles (oder dickere Schnur) gebunden (entweder stellen die Teilnehmer selbst ihre Angel her oder Sie hel-

fen). Auf dem Boden in der Mitte werden viele Bierdeckel verteilt. Die Teilnehmer werfen ihre Angel auf die Bierdeckel und ziehen sie zu sich heran. Wer fängt die meisten?

- Ein Tennisring (Hartgummi) wird durch den Raum gerollt. Wo wird er wohl landen?

(Zunächst müssen manche Teilnehmer erst üben, wie dem Tennisring Schwung gegeben werden kann, ohne dass er umfällt. Rollstuhlfahrer sitzen meist zu hoch zum Rollen.)

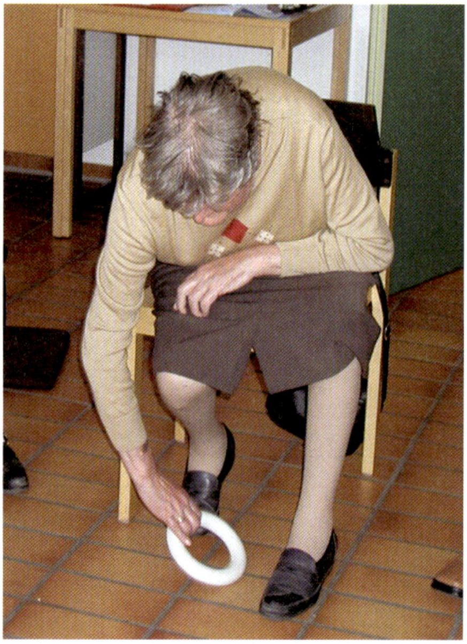

- Jeder Teilnehmer erhält ein Chiffontuch:
  - schwingen (evtl. zu einer „schwingenden“ Musik).
  - In beiden Händen ganz klein zusammenknäueln (nicht falten), so dass nichts mehr vom Tuch zu sehen ist. Jetzt langsam die Hände öffnen: das Tuch entfaltet sich, so dass es aussieht, als würde eine Blume erwachsen.
  - Mit einer Hand an einem Zipfel fassen, hochwerfen und dem schwebenden Fall zusehen.
  - Mit beiden Händen an der Längsseite anfassen, vor das Gesicht heben und hinein blasen. Das Tuch fliegt weg (auch als Atemübung geeignet).
  - Das Tuch zum Nachbarn blasen.

- Eisstockschießen: Ein Sandsäckchen wird mit Schwung über den Boden geworfen, so dass es über den Boden schlittert. Landet es beim gegenüberliegenden Teilnehmer?

  Variation:
  - Jeder Teilnehmer hat ein Säckchen und schlittert es über den Boden. Wer kommt am weitesten?
  - In der Mitte des Raumes gibt es eine Kollision, wenn alle gleichzeitig werfen.

- Schwungtuch

Sie können ein mittelgroßes Schwungtuch (oder Fallschirm) gut für Gruppen im Sitzen verwenden. Für manche Teilnehmer ist der dabei erzeugt Wind manchmal zu stark. Es ist recht schwer, so dass das Tuch nicht zu lange mit den Fingern gehalten werden kann. Sie müssen immer wieder Pausen und Lockerungsübungen für die Hände einbauen.

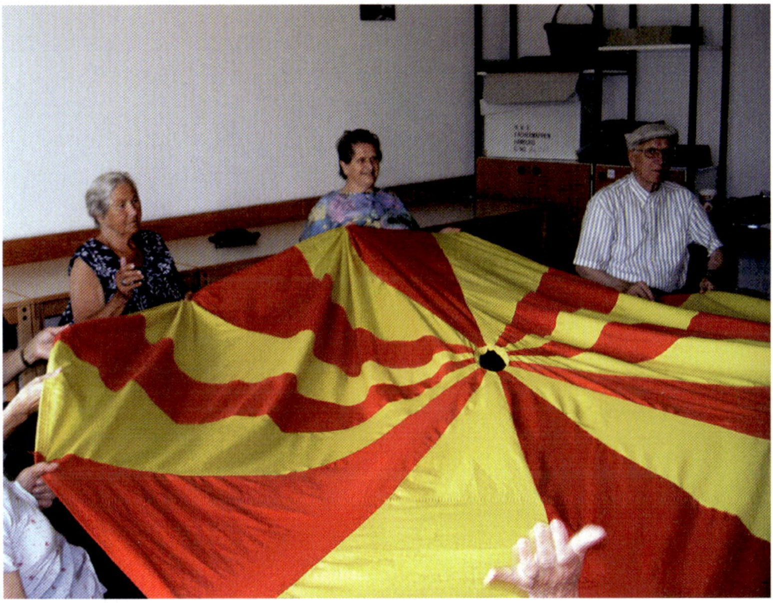

Anregungen:
- nach rechts (links) weiterreichen,
- straff spannen,
- Wellen machen,
- Wind machen: hoch schwingen,
- mit den Füßen von unten dagegen treten,

- Ball kreisen lassen (verschieden schwere und große Bälle),
- mehrere Bälle gleichzeitig.
- Einen kleinen Eimer und einen Ball (Gymnastikball) auf das gespannt gehaltene Tuch legen: den Ball in den Eimer hinein bugsieren.
- Hat das Tuch ein Loch in der Mitte: einen kleinen Ball hinein bugsieren (geht auch mit mehreren Bällen oder mit Seidentüchern).
- Einen größeren Ball auf den verstärkten Rand, der das Loch in der Mitte umgibt, bugsieren.

Spiele mit Alltagsmaterialien

Angesichts der immer knapper werdenden Kassen stehen vielfältige Materialien, die die Stunden beleben und die Teilnehmer motivieren, immer weniger zur Verfügung. Einen Ausweg bieten Alltagsmaterialien – und sie sind keineswegs eine Notlösung. In der Psychomotorik sind erfindungsreiche und kreative Verwendungen von Alltagsmaterialien von den Anfängen an nicht wegzudenken. Auch in der Arbeit mit alten Menschen haben sie sich längst bewährt. Alltagsmaterialien sind den Teilnehmern sehr vertraut, aber meist nicht als „Sportgeräte". Der spielerische Umgang mit bekannten Gegenständen in einer anderen als der gewohnten Weise birgt einen hohen Aufforderungs- und Motivationscharakter („ach, das kann man auch damit machen!!!") und bringt viel Spaß und Freude in die Stunden. Sie regen die Experimentierfreude und Geschicklichkeit der Teilnehmer an. Sie sind leicht zu beschaffen und kosten wenig oder nichts. Die vorliegenden Ideen sind lediglich als Anregungen zu verstehen, als „Anschubser" in diese Richtung: Ihr Ideenreichtum und Ihre Phantasie ist gefragt. Schauen Sie sich um, wie viele brauchbare Materialien und Objekte es in ihrem Alltag gibt – mit fast allen lassen sie bewegende und aktivierende Sequenzen gestalten. Vieles von dem, was Sie aus dem Kinderbereich kennen, ist geeignet. Die Aufgaben sind einerseits auf die eingeschränkten Möglichkeiten dieser Zielgruppe anzupassen und anderseits ist hier besondere Vorsicht geboten. Gerade in dieser Lebensphase sind die Menschen besonders sensibel – und fühlen sich (oft nicht zu Unrecht) veralbert. „Das ist doch Kindergartenkram!" ist ein ernst zu nehmender Vorwurf. Es kommt auf die richtige „Verpackung" an, wenn Sie spielerische Alltagsmaterialien verwenden. Sonst erreichen Sie genau das Gegenteil von dem, was Sie eigentlich wollten. Unverzichtbare Grundbedingung ist, dass Sie selbst davon überzeugt sind.

Bettlaken

- Ist die Gruppe nicht zu groß, können Sie alle Fallschirmspiele mit einem ausgedienten Bettlaken spielen. Oder Sie nähen 2-3 zusammen.
- Sie schneiden in das Bettlaken kleine Schlitze. Durch diese lassen sie Gegenstände verschwinden (z.B. Wäscheklammern, Korken etc.).

Wäscheklammern

Gut geeignet sind die bunten Wäscheklammern aus Plastik. Die Klammern aus Holz lassen sich meist zu schwer zusammendrücken. Jeder Teilnehmer erhält ca. 5 Stück.

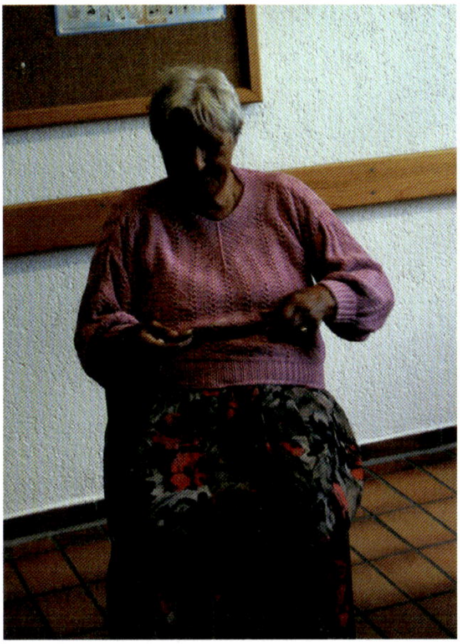

- Die Teilnehmer drücken nacheinander mit allen Fingern eine Wäscheklammer zusammen.
- Jeder Teilnehmer bekommt die gleiche Anzahl an Klammern. Wer hat sie zuerst irgendwo an sich angeklammert?
- Wer hat sie zuerst wieder in die Kiste zurückgelegt?
- Die Teilnehmer klammern nur mit anderen als den „gewohnten" Fingern die Klammern an einem Tuch an.
- Jeder Teilnehmer erhält zusätzlich einen Zeitungsbogen. Sie gehen herum (beginnend mit einem Zeitungsbogen) und lassen jeden Teil-

nehmer seinen Zeitungsbogen daran anklammern. So entsteht ein gemeinsamer Riesenbogen. (Ist der Kreis zu groß, müssen Sie es noch ergänzen). Gemeinsam wird dieses „Schwungtuch“ hoch geschwungen (behutsames Vorgehen ist gefragt, das „Tuch“ reißt leicht).

- Eine Zauberschnur (ein langes Seil) wird im Kreis herum geführt (so lang, dass keine Spannung darauf ist, sie aber dennoch straff gehalten wird). Jeder Teilnehmer erhält ein Chiffontuch und klammert es an.
  - Den „Ring“ weiterreichen, das Tuch des Nachbarn abklammern, das Seil weiter reichen, nach einer Weile das fremde Tuch wieder anklammern und weiterziehen lassen. Mehrmals wiederholen.
  - Diesen „Ring“ für eine kleine Gestaltung nutzen (Bsp: schwingen nach rechts, nach links, nach oben zu einer melodiösen Musik (Glocken des Friedens, CD Seniorentänze oder: Bewegungslied: Zu „Lustig ist das Zigeunerleben“: 4 x hoch, 4 x Seitschwingen im Wechsel.)
- Die Wäscheklammern werden nacheinander zu einem langen „Stab“ aneinandergeklammert. Wer kann alle anstecken, ohne dass der „Stab“ bricht?
- Mit einem „Stab“ aus 3-5 Wäscheklammern wird eine kleine Bewegungsfolge ausgeführt.

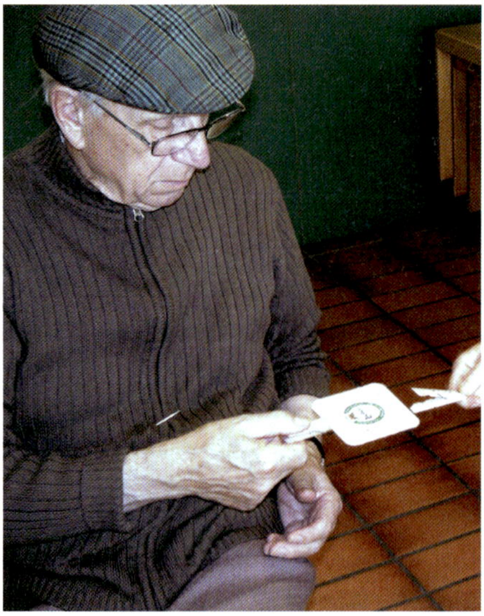

- Jeder Teilnehmer erhält eine Wäscheklammer. Ein Bierdeckel wird reihum gegeben, indem jeder mit seiner Klammer den Deckel vom Nachbarn „abklammert“ und zum anderen Nachbarn weiterreicht. Dieser klammert wieder ab.

  Variationen:
  - Nur mit links abklammern und weiterreichen,
  - auf den Bierdeckel einen Korken stellen,
  - mit zwei Klammern: links nimmt an, übergibt in die eigene rechte Klammer, weitergeben mit rechts.

Bierdeckel

In den Brauereien (und Gaststätten) kann man sich runde oder vierekkige Bierdeckel besorgen. Pro Teilnehmer sollten es ca. 5-10 Bierdekkel sein.

- Die Stühle werden so angeordnet, dass sich an einer Stelle eine Lücke befindet (etwas die Breite von zwei Stühlen). Die Teilnehmer werfen ihre Bierdeckel in den freien Raum. Wie fliegt der Bierdeckel am ruhigsten, am weitesten, wie fliegt er senkrecht, wie waagrecht?
- In die Mitte des Stuhlkreises wird auf den Boden ein Reifen (ein Tuch) gelegt. Die Teilnehmer versuchen ihre Bierdeckel hinein zu werfen.
- Erst einen Bierdeckel, dann in schneller Folge mehrere nacheinander reihum weitergeben. Richtungswechsel.

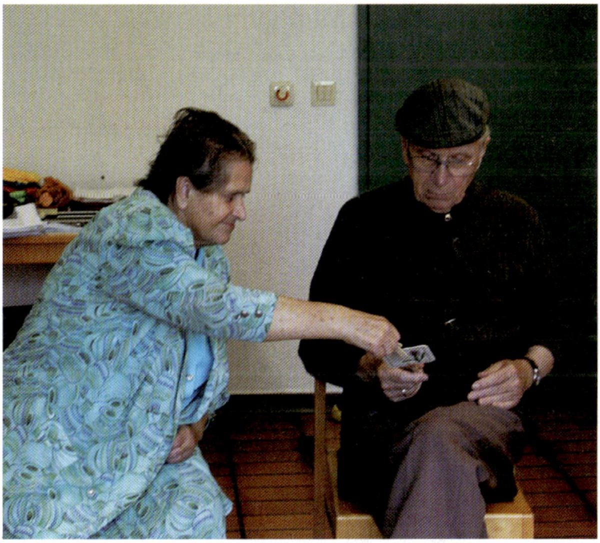

- Einen ganzen Stapel Bierdeckel weitergehen, ohne dass er auseinander fällt.
- Auf einen Bierdeckel einen Korken stellen und weitergeben, ohne dass er herunter fällt.
- Auf einen Bierdeckel einen Würfelbecher stellen und reihum geben. Jeder Teilnehmer, der den Würfelbecher gerade hat, würfelt, hebt den Becher hoch, lies die Zahl vor und gibt an den Nachbarn. Wer hat die höchste Zahl?

  Variation:
  - Ist die Zahl größer oder kleiner als die vorhergehende?
  - Die Zahlen zusammenaddieren.
  - Versuchen, sich die eigene Zahl bis an das Ende der Runde zu merken.

Partyteller

Die Partyteller, die es überall im Handel gibt, sind kreisrund von einem Durchmesser von ca. 20-23 cm und bestehen aus beschichtetem Karton. Im Prinzip sind sie wie die Bierdeckel zu nutzen. Darüber hinaus noch einige spezielle Anregungen:

- Zwischen den Füßen ist ein Teller eingeklemmt, der zum Nachbarn weitergegeben wird.

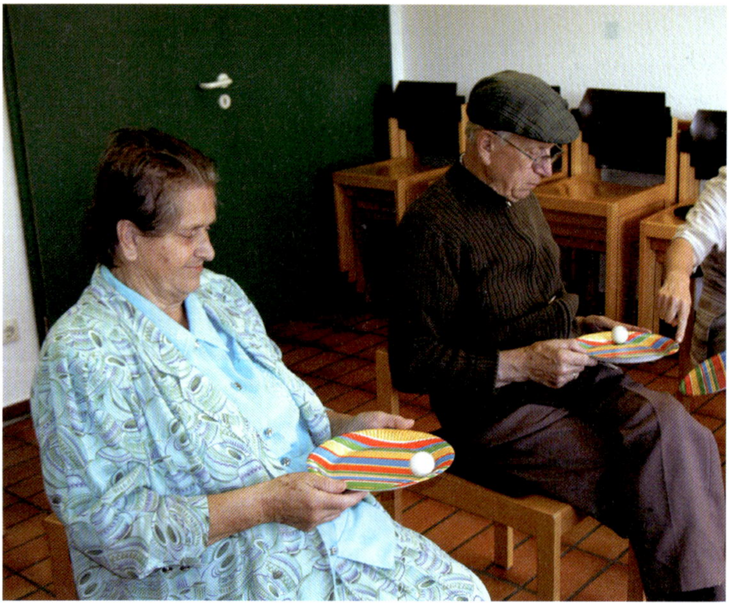

- Auf den Partyteller wird ein (mehrere) Tischtennisball gelegt und reihum weitergegeben, ohne dass der Ball herunterrollt.
- Jeder Teilnehmer erhält einen Partyteller und einen Tischtennisball. Dieser wird behutsam kreisförmig bewegt (kann fast meditativen Charakter annehmen).
- Jeder Teilnehmer erhält einen Partyteller und einen Luftballon. Der Luftballon wird mit dem Partyteller in der Luft gehalten.
- Ein einziger Luftballon wird gemeinsam in der Luft gehalten (wenn die Gruppe zu groß ist, müssen Sie in der Mitte stehend „Verteiler" spielen).

Korken

Pro Teilnehmer müssen mehrere Korken (von Wein- oder Sektflaschen) zur Verfügung stehen.

- Jeder Teilnehmer erhält einen Korken. Die Korken werden hochgeworfen und gefangen. Rechte und linke Hand nacheinander, dann zusammen.
- Mit einer Hand hochwerfen, mit beiden Händen fangen.
- Hochwerfen, eine Zusatzaufgabe einfügen (z.B. in die Hände klatschen etc.) und wieder auffangen.
- Jeder Teilnehmer wendet sich ihrer Nachbarin zu. Beide werfen sich einen Korken zu und fangen ihn auf.
- In der Mitte des Stuhlkreises steht ein Eimer. Die Korken werden in den Eimer geworfen.
- Mit den Füßen wird ein (oder mehrere) Korken zur Nachbarin weitergerollt.
- Eine Korken auf einem gespannten Vogelschutznetz kullern lassen (geht auf zwei verschieden Weise). Was gefällt Ihnen besser?
- Erst einen, dann viele Korken auf dem gespannten Vogelschutznetz tanzen lassen (durch hoch schwenken des Netzes).
- Viele Korken werden auf dem Boden verteilt aufgestellt. Die Teilnehmer versuchen, sie mit Tennisbällen ab zu werfen.

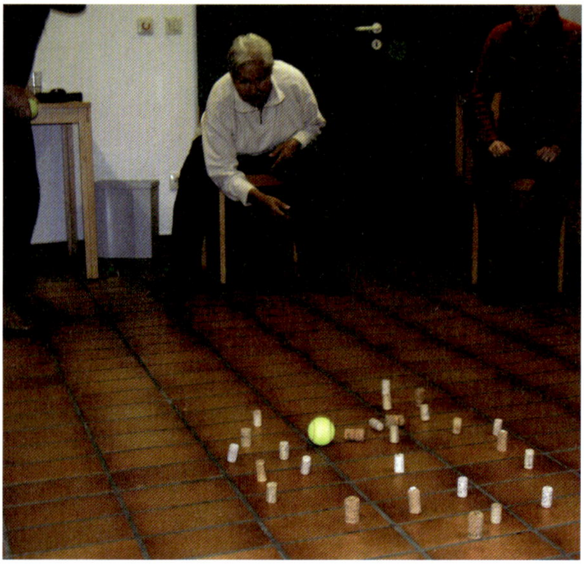

Joghurtbecher

- Jeder Teilnehmer erhält einen Joghurtbecher. Dieser wird auf der flachen Hand balanciert und der Arm hoch und herunter, nach rechts und nach links bewegt, ohne dass der Becher herunterfällt.
- Aus vielen Joghurtbechern wird ein Joghurtbecherturm gebaut (je nach Vermögen der Gruppe ca. 10-15 Joghurtbecher) und reihum weitergegeben, ohne dass er auseinander fällt.

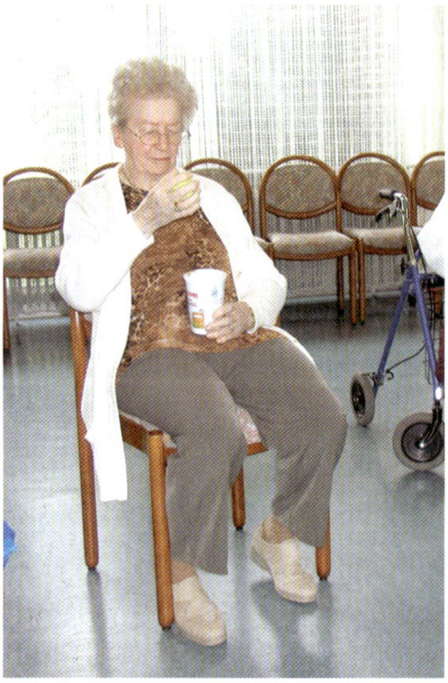

Für viele Teilnehmer ist es leichter, die größeren Bechern und schwereren und größeren Tennisbällen zu verwenden:

- Jeder Teilnehmer erhält einen großen Joghurtbecher und einen Tennisball. Der Ball ist in der rechten Hand, der Becher in der linken, Den rechten Arm heben, den Ball fallen lassen und mit dem Becher auffangen. Wie groß kann der Abstand sein? Geht es auch anders herum?
- Der Tennisball wird hochgeworfen und im Becher wieder aufgefangen.
- Der Tennisball wird in den Joghurtbecher gelegt, mit dem Becher hochgeworfen und wieder aufgefangen.
- Der Tennisball wird mit der rechten Hand auf den Boden geprellt und mit der linken Hand mit dem Becher wieder aufgefangen. Geht es auch anders herum?
- Der Tennisball wird in den Joghurtbecher gelegt, mit dem Becher hochgeworfen, auf dem Boden aufspringen gelassen und wieder mit dem Becher gefangen.
- Jeder Teilnehmer erhält zwei Joghurtbecher und einen Ball. Den Ball von einem in den anderen Becher „schütten“.

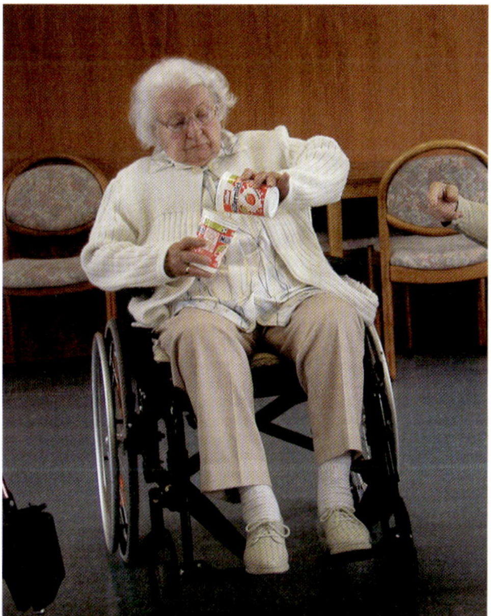

- Jeder Teilnehmer erhält einen Joghurtbecher. Ein Tennisball wird reihum in den Becher des Nachbarn „geschüttet“.
- Mit dem Nachbarn wird der Tennisball mit dem Joghurtbecher zugespielt und gefangen. (Vereinfachung: ein Teilnehmer wirft, der andere fängt mit dem Becher auf).
- Jeder Teilnehmer erhält einen großen Joghurtbecher. Ein Gymnastikball wird auf dem Joghurtbecher balanciert und reihum weitergeben. Jeder nimmt den Gymnastikball mit seinem Becher an und gibt ihn weiter.
- Auf einen Joghurtbecher wird ein Gymnastikball (Wasserball) gelegt und beides zusammen reihum gegeben.

Dosen

Folgende verschiedenen Dosen können verwendet werden: leere Getränkedosen, Kaffeedosen, Tennisballdosen, geöffnete und an den Rändern glatt geschliffene Obstdosen (sonst: große Verletzungsgefahr), Dosen in verschiedenen Größen (kleine Döschen, Filmdosen, Milchdosen, bis hin zu großen Dosen von Partywürstchen), Dosen ins verschiedenen Formen (rund, länglich, etc.).

- Sie lassen alle Teilnehmerinnen schätzen, wie viele Dosen man übereinander stapeln kann, ohne dass der Turm umfällt. Sie stehen in der Mitte des Stuhlkreises und stapeln die Dosen sorgfältig übereinander. Wer lag mit seiner Schätzung richtig?
- Jeder Teilnehmer wendet sich seinem Nachbarn zu. Sie werfen sich verschiedene Dosen zu und fangen sie wieder auf. „Welche fliegen am besten?“
- Jeder Teilnehmer erhält eine Dose und einen Tennisball. Die Dosen werden auf den Boden in die Mitte des Kreises gestellt (Jeder hat „seine“ Dose). wer kann seine Dose treffen? (Erst rollen, dann werfen).

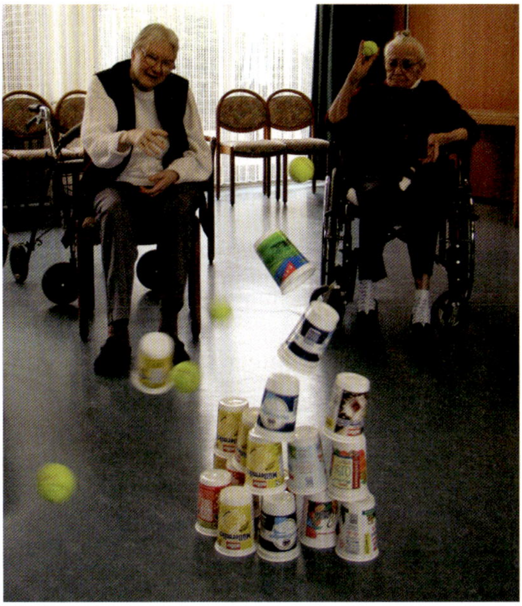

- Die Dosen werden in der Mitte auf dem Boden (auf einem Stuhl) aufgebaut. Die Teilnehmer werfen den Dosenstapel ab.

Wattebäusche

Gut geeignet sind die fertigen Bällchen aus Kosmetikwatte, die im Handel erhältlich sind. Sie sind verschiedenfarbig, gleich groß und haben das gleiche Gewicht. Sie regen zu einem behutsamen, vorsichtigen Umgang an, können allerdings ohne Gefahr auch mit aller Kraft geworfen werden!

- Jeder Teilnehmer erhält ein Wattebäuschchen. Diese werden hochgeworfen und gefangen
  - mit beiden und mit je einer Hand,
  - mit den Handrücken hochwerfen, mit den Handinnenflächen fangen,
  - von der einen Hand im hohen Bogen in die andere werfen,
  - Mit zwei Wattebäuschchen gleichzeitig rechts und links werfen.
- Jeder Teilnehmer erhält zwei Wattebäuschchen, die er auf die flachen Hand rechts und links legt. Jetzt führt er schwingende Bewe-

gungen aus, ohne dass sie herunterfallen (evtl. mit einer Walzermusik). Zuerst auf dem Handballen, dann auf dem Handrücken.

- Jeder Teilnehmer wendet sich seinem Nachbarn zu. Sie werfen sich einen Wattebausch zu. Geht es auch mit zwei, wenn sie gleichzeitig werfen?
- Ein Teilnehmer legt das Wattebäuschchen auf die Handfläche und pustet – der andere fängt es auf.
- Jeder Teilnehmer erhält ein Wattebäuschchen. Wer kann aus einem Wattebäuschchen die größte Fläche ziehen, ohne dass sie zerreißt?
- Wer kann aus seinem Wattebausch eine möglichst lange Schnur drehen?

Luftballon

Der Luftballon fliegt einerseits ziemlich langsam, dadurch ist er auch für ängstliche und ungeschickte Menschen sehr geeignet. Er birgt keine Verletzungsgefahr, ist aber trotz seiner Leichtigkeit nur mit viel Bewegung zu spielen. Andererseits fliegt er auch recht willkürlich und überraschend und fordert zu schneller Reaktion heraus.

Es empfiehlt sich, die Luftballons schon aufgeblasen zu haben, die meisten alten Menschen können keinen Luftballon mehr aufblasen.

Das Schulter-Arm-Gelenk kann ziemlich belastet werden, deshalb unbedingt Variationen einschieben, in denen andere Körperteile beansprucht werden.

- Jeder Teilnehmer erhält einen Ballon. Nach Ansage werden verschiedene Körperteile zum Hochspielen des Balles eingesetzt (z.B. Zeigefinger, Unterarm, Kopf, Knie etc.).
- Luftballon mit Händen oder Füßen hochhalten. Ist die Gruppe zu groß, müssen Sie in der Mitte den „Verteiler" spielen.
- Mehrere Ballons in der Gruppe zuspielen und hochhalten.
- Jeder Teilnehmer erhält eine Fliegenklatsche und einen Luftballon. Mit der Fliegenklatsche wird der Ballon in der Luft gehalten.
- Jeder Teilnehmer wendet sich seinem Nachbarn zu. Beide haben eine Fliegenklatsche, aber nur einen Ballon und spielen sich den Ballon zu.

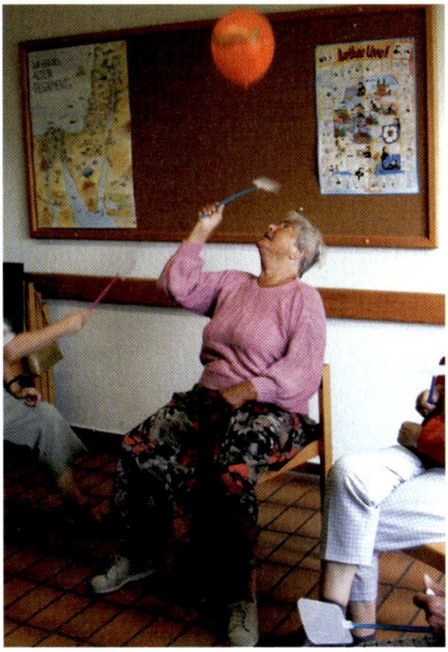

- Alle Teilnehmer haben einen leichten Plastikschläger (z.B. Family-Tennis): Mit dem Nachbarn spielen sie sich den Ballon zu.

(Fliegenpatsche)

Zeitungen

Bewährt haben sich Tageszeitungen, die Sie in die einzelnen Blätter teilen. Ein Nachteil ist, dass die Druckerschwärze abfärbt und die Hände der Teilnehmer hinterher schmutzig sind. Sie müssen darauf hinweisen und Gelegenheiten zum Händewaschen anbieten.

- Jeder Teilnehmer erhält ein Zeitungsblatt. Sie werden so klein wie möglich zusammen gefaltet.
- Jeder Teilnehmer erhält mehrere Zeitungsblätter. Sie knüllen sie zu einer Papierkugel zusammen, die als „Wurfgerät“ benutzt wird wie in anderen Ballspielen.
- Aus vielen Zeitungsblättern wird nur ein großer Ball geknüllt (Gymnastikballgröße). Dieser Ball wird in der Gruppe hin- und hergeworfen (evtl. mit Klebeband verklebt).
- Zeitungsbälle knüllen und eine „Schneeballschlacht“ veranstalten.
- Jeder Teilnehmer erhält ein Zeitungsblatt. Sie beginnen Ihr Blatt ganz fest zusammen zu knüllen, dann geben Sie es an Ihren Nachbarn weiter. Der wickelt sein Blatt fest um diesen Kern herum und gibt ihn weiter. Auch der Nächste wickelt sein Blatt darum (man

kann die verschiedenen Einwickeltechniken beobachten und thematisieren). Nach ca. 6-7 Teilnehmern ist der Ball groß genug zum Spielen. (Sind noch mehr Teilnehmer in der Gruppe fangen Sie einen weiteren Ball an). Am Ende des Spiels wickelt jeder wieder „sein“ Blatt aus dem gemeinsamen Ball und streicht es glatt.

- Viele der bei den anderen Materialien angeführten Wurf- und Fangspiele lassen sich mit den „Zeitungsbällen“ (verletzungsfrei) spielen.
- An einen Zeitungsknäuel (Tennisballgröße) wird ein langes Band gebunden (so lang, das es bis in die Mitte des Kreises reicht). Nun wird der Zeitungsball in einen in die Mitte stehenden Eimer geworfen und an dem Band wieder heran gezogen.
- Ein Zeitungsball wird wieder auseinander gezogen und ganz glatt gestrichen.
- Jeder Teilnehmer legt sich eine einmal gefaltete Zeitung oder ein Zeitungsblatt auf den Kopf (die flache Hand, auf den Fuß, auf den ausgestreckten Arm) und balanciert sie. Dabei bewegen sich alle zu einer schwingenden Musik.
- Jeder Teilnehmer erhält ein Zeitungsblatt. Aus diesem wird eine lange Schlange gerissen. Welche Schlange ist am längsten?
- Aus einem Zeitungsblatt werden verschiedene Formen gerissen (z.B. Baum, Ball).
- Aus einem Zeitungsblatt werden Buchstaben gerissen, die zu einem Wort zusammengesetzt werden müssen (evtl. Hilfsmittel wie Kugelschreiber und Bleistifte als spitze Gegenstände bereithalten).
- Aus einem Zeitungsblatt wird ein Hut gefaltet. Wer weiß noch, wie das ging? (Gegebenenfalls falten alle gemeinsam nach Ihren Anweisungen).

Einmachringe

Die handelsüblichen Einmachringe für Weckgläser gibt es normalerweise in rot oder gelb, seltener in blau. Sie werden in den Geschäften leider oft nur zur Einmachzeit geführt. Sie sind ziemlich stabil und reißfest, werden mit der Zeit aber poröser.

- Jeder Teilnehmer erhält einen Einmachring. Sie werden auseinandergezogen: vor dem Körper, über dem Kopf, seitlich neben dem Körper, in Kniehöhe etc.

- Jeder Teilnehmer erhält einen Einmachring. Beide Hände werden hineinsteckt, die Handflächen zeigen aneinander: Auseinanderziehen (in Brust-, Kopf- und Bauchhöhe).

- Jeder Teilnehmer erhält einen Einmachring. In der Mitte des Kreises steht ein Eimer. Die Einmachringe „flitschen“ in den Eimer (gegebenenfalls zunächst einmal des „flitschen“ üben, das war damals nicht unbedingt ein Mädchenspiel).

  Variationen:
  - Statt des Eimers ein ausgebreitetes Tuch auf dem Boden.
  - Den Eimer in der Mitte erhöht auf einem Stuhl hinstellen.
  - Die Einmachringe an Zielmarkierungen an die Wand „flitschen“.

- Aus Papierschnipsel „Munition“ basteln, aus den Einmachringen und Daumen und Zeigefinger eine „Zwille“ machen und losschießen. Wer kann am weitesten schießen?

- Wer kann in einen Reifen am Boden treffen?

- Jeder Teilnehmer erhält einen Einmachring. Einmachring hochwerfen und fangen. Wer kann am höchsten werfen?

  Variationen:
  - Mit einer Hand hochwerfen, mit der gleichen Hand auffangen.
  - Mit einer Hand hochwerfen, mit der anderen fangen.
  - Mit zwei Einmachringen. Hochwerfen und fangen.
  - Mit Nachbar: zuwerfen und fangen.

Bleistifte

- Jeder Teilnehmer erhält einen Bleistift. Der Stift wird mit dem Daumen und nacheinander jeweils mit einem Finger gegriffen (rechts und links).

- Der Stift wird mit Daumen, Zeige- und Mittelfinger waagrecht gehalten und wie ein Propeller gedreht.

- Der Stift wird zwischen Zeige- und Mittelfinger geklemmt und diese schnell hin- und her bewegt (ca. 10 Mal). Nacheinander zwischen alle Finger und auch mit der linken Hand.

- Stift zwischen zwei Finger klemmen und mit den entsprechenden Fingern der anderen Hand übernehmen.

- Stift in einer Hand rollen. Rechts und Links. Danach beide gleichzeitig.

- Jeder Teilnehmer erhält zwei Bleistifte. Mit den Stift wird abwechselnd rechts und links auf den Boden aufgetippt (vor, seit, so weit hinten, wie es geht), an die Stuhllehne, an oberen Rücken, überkreuz etc.

- Jeder Teilnehmer erhält einen Bleistift. Der Stift wird um sich herum (um ein Knie, in Form einer Acht um die Beine, um die Unterschenkel herum) gegeben.

- Der Stift wird von oben hinter dem Rücken in die andere Hand gegeben.

- Jeder Teilnehmer erhält einen Bleistift. Mit dem Stifte werden Zahlen in die Luft geschrieben.

  Variationen:
  - Die Zahlen werden ganz groß und ganz klein geschrieben.
  - Die Zahlen werden rechts und links neben dem Körper geschrieben.
  - Es werden kleine Rechenaufgaben in die Luft geschrieben und ausgerechnet.
  - Es werden Buchstaben geschrieben.
  - Jeder Teilnehmer schreibt seinen Namen in die Luft.

- Der Bleistift wird auf der ausgestreckten Hand (Fingerspitze, Handrücken) balanciert.

Papierblatt

Es müssen nicht immer neue Papierblätter sein: hier können gebrauchte Schreibmaschinenseiten o.ä. weiter verwendet werden. Die Materialeigenschaften sind anders als von Zeitungsblättern, so dass andere Effekte entstehen.

- Jeder Teilnehmer erhält ein Blatt Papier. Es wird auf die flache Hand (rechts und links) gelegt und der ausgestreckte Arm weitläufig bewegt (evtl. mit Musik). Geht es auch mit Blättern auf jeder Hand?

- Jeder Teilnehmer erhält ein Blatt Papier. Das Papier wird hochgeworfen und gefangen (möglichst weit oben, möglichst weit unten).

- Jeder Teilnehmer erhält ein Blatt Papier und fasst es an der Längsseite an. Gemeinsam werden auf Ansage rhythmische Schwünge neben dem Körper gemacht, das Papier dabei jeweils in die andere Hand übergeben. Das Schwingen des Blattes erzeugt eine andere Wirkung als wenn die Schwünge mit einem Tuch gemacht würden).

- Die Schwünge werden vor dem Körper gemacht. Abwechselnd mit dem rechten und mit linken Arm.

- Das Papierblatt von oben mit einer Hand über den Rücken geben, mit der anderen von unten greifen.

  Variationen:
  - Das Papierblatt um den Körper herum geben.
  - Das Papierblatt in Form einer Acht um beide Beine geben.
  - Das Papierblatt zusammenrollen und gerollt um den Körper herum geben.

- Das Papierblatt wird zusammen geknäuelt zu einem Ball und als „Wurfgerät" für diverse Ballspiele benutzt:
  - Den Papierball in einen Papierkorb in der Mitte werfen.
  - Zwei Nachbarinnen spielen sich den Papierball zu.
  - Der Papierball wird mit der Handfläche/dem Handrücken gespielt.
  - Der Papierball wird mit diversen Schlägern (Federball-, Family-Tennis-, Tischtennisschläger etc.) gespielt. Was geht am besten?

- Ein Papierblatt wird zusammengerollt und als Fernglas benutzt: Wie verändert sich die Welt, wenn man sie durch eine Röhre betrachtet? Wie sieht das Gegenüber aus?

Vogelschutznetz

Erhältlich in Baumärkten. Es ist rechteckig und muss entweder vorher zurechtgeschnitten oder an einer Seite zusammengerafft werden.

- Ein Vogelschutznetz wird (zusammengefaltet) herum gegeben. Jeder betastet es eine Weile und rät, was es sein könnte.

- Es wird auseinander gezogen, jeder Teilnehmer greift ein Stück, so dass es straff gespannt ist.

- Optische Anregung: Durch den grünen Schimmer erscheint der Boden und die Beine der Teilnehmer ziemlich verändert. Jetzt langsam das straff gespannte Netzt heben bis in Augenhöhe und beobachten, wie sich die Farben verändern. Dann weiter über den Kopf heben und von unten schauen.

- Weiterreichen: Rechts/links herum weitergeben.
- Hochschwingen.
- Korken darauf tanzen lassen (Tischtennisbälle, Luftballons).
- Zu einen ruhigen Entspannungsmusik einen Wasserball leise hin und rollen lassen.
- „Der tanzende Hund“: Schöne Effekte ergeben sich, wenn man ein Stofftier mit beweglichen Gliedmaßen tanzen lässt, indem man das Netz hoch schwingt.

Plastikplane

Abdeckplanen aus dem Malerbedarf (4x5m, leichte Qualität) sind hervorragend dafür geeignet, sie sind sehr behutsam zu handhaben (sie reißen leicht). Mit ihnen kann man alle Spielformen wie auch mit dem Fallschirm anbieten, sie sind allerdings wesentlich leichter.

- Es ergeben sich beeindruckende optische Bilder, wenn man, wie oben bei dem Vogelschutznetz beschrieben, langsam die straff gespannte Plane hochhebt. In Augenhöhe hat man ganz stark die Wahrnehmung einer Wasseroberfläche, ist die Plane noch weiter oben, unterliegt man der optischen Täuschung, man sei unter Wasser.

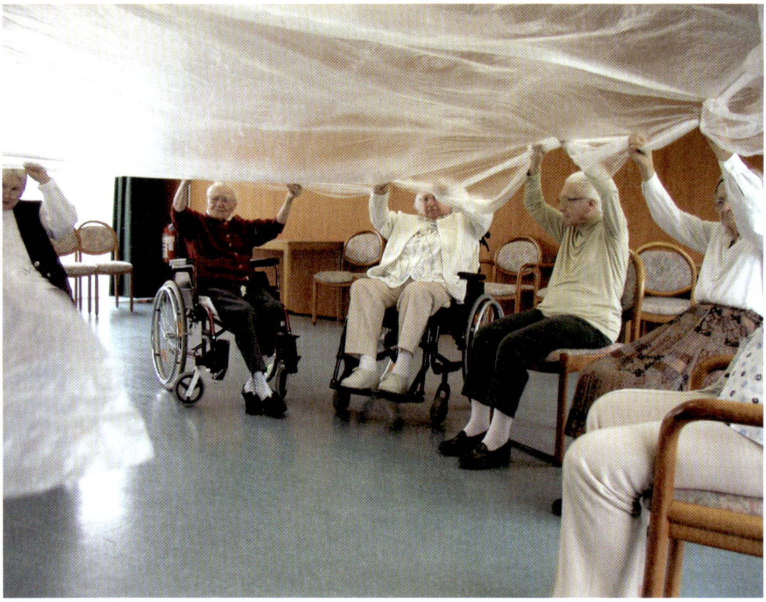

- Weiterreichen: Rechts/links herum weitergeben.
- Wellen machen.
- Geräusche machen (ganz leise, ganz laut).
- Die Plane ist straff gespannt sie stellt einen ganz ruhig in der Sonne liegenden See dar. Plötzlich kommt ein erster leichter Windstoß, ein zweiter ... bis ein Gewitter sich entlädt und sturmgepeitschte Wellen tosen. Dann allmählich kommt der See wieder zur Ruhe.

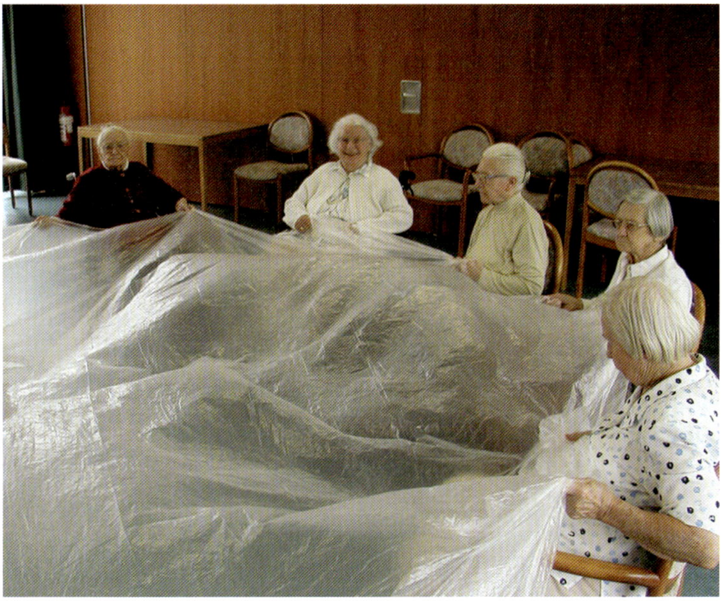

- Acht bis zehn leichte kleine Bälle (z.B. Bälle aus dem Bällchenbad) werden hin und her gerollt.
- Gemeinsam Schwung holen, die Plane hochziehen und loslassen: Sie fliegt (wenn alle losgelassen haben) bis unter die Decke und senkt sich allmählich herab. Vorsicht: sie senkt sich möglicherweise über denjenigen, der zuletzt (oder gar nicht) losgelassen hat, Sie müssen Sie sofort wegziehen – Erstickungsängste treten leicht auf).

Tennisbälle

Gebrauchte Tennisbälle kann man kostenlos in jedem Tennisverein bekommen. Sie müssen nur darauf achten, dass sie noch springen. „Pflaumen“, die nicht gut springen, sind für Menschen, die so wie so wenig Kraft haben, eher ärgerlich.

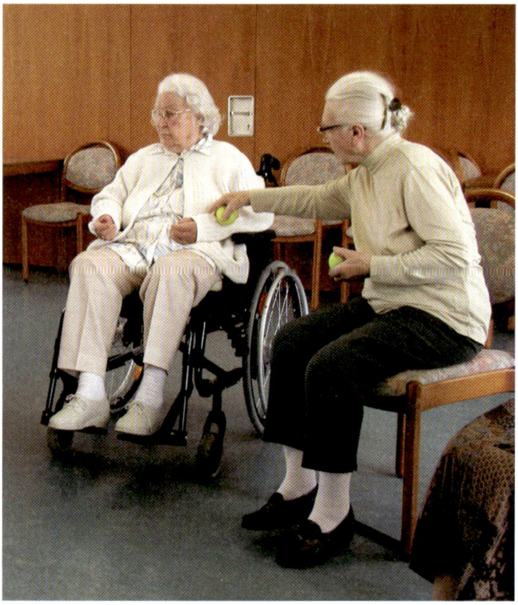

- Hochwerfen und fangen
    - mit beiden Händen hochwerfen und mit beiden fangen,
    - mit beiden Händen hochwerfen, mit einer Hand fangen,
    - rechts hochwerfen, rechts fangen,
    - links hochwerfen, links fangen,
    - von rechts nach links werfen (geht es auch in hohem Bogen?).

- Prellen
    - rechts neben den Knien,
    - links neben den Knien,
    - zwischen den Knien,
    - mit rechts prellen, mit links auffangen,
    - mit rechts unter dem Knie Prellen, gleichzeitig rechtes Bein heben und mit links auffangen,
    - gegengleich,
    - rechts neben dem Knie mit der rechten Hand, mit beiden Händen zwischen den Knien, links neben den Knien mit der linken Hand.

- Hochwerfen, aufspringen lassen und fangen.

- Dem Nachbarn zu werfen und fangen. Erst mit einem, dann evtl. mit zwei Bällen.

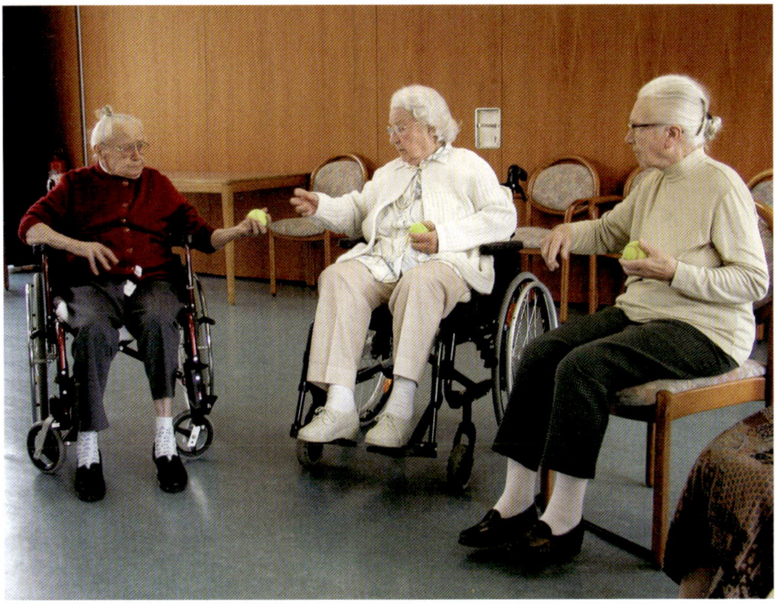

Zu jedem dieser Alltagsmaterialien lassen sich noch andere Aufgaben und Übungsformen finden. Sie müssen nur ihre Phantasie und Erfahrung spielen lassen und ein bisschen Mut zum Ausprobieren haben.

Auch die Auswahl dieser Alltagsmaterialien hier zeigt nur einen Teil der Möglichkeiten. Denkbar sind noch ganz andere Dinge, Ihre Phantasie ist gefragt. Weitere Dinge können sein: Haushaltsgeräte (z.B. Kochlöffel, Topfkratzer, Geschirrtücher), Naturmaterialien (z.B. Steine, Kastanien, Eicheln), Werkzeuge (z.B. Hammer, Schraubenzieher, Metermaß) breites Haushaltsgummi, Strumpfhosenzöpfe, geknotete (und gewaschene) Wollsocken, etc. Halten Sie die Augen offen und Sie werden viele Dinge finden, die sich gut verwenden lassen!

Miteinander tanzen

Bewegungen – gepaart mit Musik – werden zum Tanz. Musik hat eine ganz eigene Wirkung, nicht umsonst spricht man oft auch von dem „Königsweg“, wenn es um den Zugang zu in sich zurück gezogene Menschen geht. Musik berührt die Seele, sie motiviert, aktiviert und bringt jeden dazu, sich zu bewegen. Der Klang fröhlicher Melodien beispielsweise löst spontane, unwillkürliche Bewegungen der Hände und Füße aus, er „bewegt“ den Körper, selbst bei denen, die unter erheblichen Bewegungseinschränkungen zu leiden haben. Die Atmosphäre ist gelöster und entspannter, die Bewegungen werden harmonischer und fließender.

Es gibt verschiedene Möglichkeiten zur Stundengestaltung:

Bewegungslieder

Hier wird selbst gesungen. Der gesungene Text wird mit entsprechenden Bewegungen begleitet.

Beispiel 1:
Lied „Mein Hut, der hat drei Ecken, drei Ecken hat mein Hut, und hätt' er nicht drei Ecken, dann wär' er nicht mein Hut":

- Mein Hut: Hände gefaltet über den Kopf
- Der hat drei: mit Fingern 3 zeigen
- Ecken: Arm beugen, Ellenbogen berühren

Beispiel 2:
Lied „Ein kleiner Matrose umsegelte die Welt, er liebte ein Mädchen und hatte gar kein Geld, das Mädchen muss sterben, und wer war Schuld daran, der kleine Matrose in seinem Liebeswahn":

- Ein: Mit Daumen 1 zeigen
- kleiner: Daumen und Zeigefinger zeigen „klein"
- Matrose: Hand an Mütze
- umsegelte: Wellenbewegung mit den Händen
- die Welt: mit den Händen Weltkugel malen
- Er liebte: Hände auf das Herz
- ein Mädchen: mit Händen Frauenfigur in Luft zeichnen
- die hatte gar kein: abwinken
- Geld: mit Fingern Geld zählen
- Das Mädchen: s.o.
- muss sterben: Geste des Halsabschneidens
- wer war schuld: gehobener Zeigefinger
- ein: s.o.
- kleiner: s.o.
- Matrose: s.o.
- Liebeswahn: mit Zeigefingern Gesten „Verrückt im Kopf".

Beispiel 3:
Lied „Bruder Jakob, Bruder Jakob, schläfst du noch, schläfst du noch? Hörst du nicht die Glocken, hörst du nicht die Glocken, bim, bam bum, bim bam bum:

- schläfst du noch“: Hände falten, Kopf einmal links, einmal rechts darauf legen,
- hörst du nicht die Glocken: Hand hinter das Ohr zur Verstärkung (rechts und links),
- Bim, bam, bum: mit beiden Händen am Glockenstrang ziehen.

Bekannte Melodien begleiten

Mit einfachen Bewegungen, die sinngemäß den Gehalt der Zeilen ausdrücken, werden Musikstücke begleitet. Gut geeignet sind auch Schlager der 50er Jahre, weil für die meisten alten Menschen die Nachkriegsjahre eine sehr bedeutsame Zeit in ihrem Leben war.

Beispiel:
„Liebe kleine Schaffnerin“ (aus „Senioren tanzen“, BV Seniorentanz)

- „Einsteigen bitte ...“: auf dem Stuhl vor- und rück schwingen, als wolle man sich setzen, mit den Armen und Händen eine einladende Geste machen,
- bei „Pling, pling, Pling: mit der rechten Hand eine Glocke anschlagen
- bei „liebe kleine Schaffnerin...“ Hände vor der Brust verschränken und hin und her schwingen
- bei „Und dass küsse ich sehr galant...“: Mit der rechten Hand eine galante Armbewegung zum Nachbarn machen und dann mit dem rechten Arm kleine Achterschwünge,
- bei „Aussteigen bitte“ mit Armen und Händen Gesten des Verabschiedens.

Eine andere Möglichkeit ist, Musik mit klar hörbar verschiedenem Teilen mit unterschiedlichen Bewegungen zu begleiten. Die Bewegungen sind so einfach und fügen sich harmonisch in das Musikgeschehen ein, dass genug Raum zum Mitsingen bleibt.

Beispiel:
„Zwei kleine Italiener“

- A-Teil: klatschen: Oberschenkel – Hände
- B-Teil: mit den Armen (Achter-) schwingen, Zwischenspiel: klopfen an die Stuhlbeine (Sitzfläche)

Bewegungsfolge mit Musik

Hier ist die Musik nicht im Vordergrund, sie ist vielmehr „Rhythmusgeber“. Vier bis höchstens acht verschiedene Bewegungen werden aneinandergereiht und passend zur Musik (4/4 Takt) wiederholt. Je nach Vermögen der Gruppe variiert die Anzahl der Wiederholungen der gleichen Bewegung. Je öfter die gleiche Bewegung wiederholt wird (z.B. achtmal), desto größer ist die Wahrscheinlichkeit, dass alle Teilnehmer einsteigen können.

- jede Bewegung jeweils achtmal, dann alles wiederholen.
- jede Bewegung jeweils viermal, dann alles wiederholen.
- jede Bewegung einmal, die ganze Folge jeweils immer wiederholen (für Geübte)

  Beispiel:
  1. Bewegung: Schultern hochziehen (1: Schulter hoch, 2: Schulter ab)
  2. Bewegung: mit der rechten Hand schwenken (1: Hand nach rechts, 2: Hand nach links)
  3. Bewegung: mit der linken Hand schwenken (dito)
  4. Bewegung: in die Hände klatschen
  5. Bewegung: Hacke – Spitze mit dem rechten Bein (1: Hacke, 2: Spitze)
  6. Bewegung: Hacke – Spitze mit dem linken Bein (dito)
  7. Bewegung: mit beiden Händen überkreuz auf die Oberschenkel klopfen (1: in die Hände klatschen, 2: auf die Oberschenkel).
  8. Bewegung: Hände umeinander kreisen

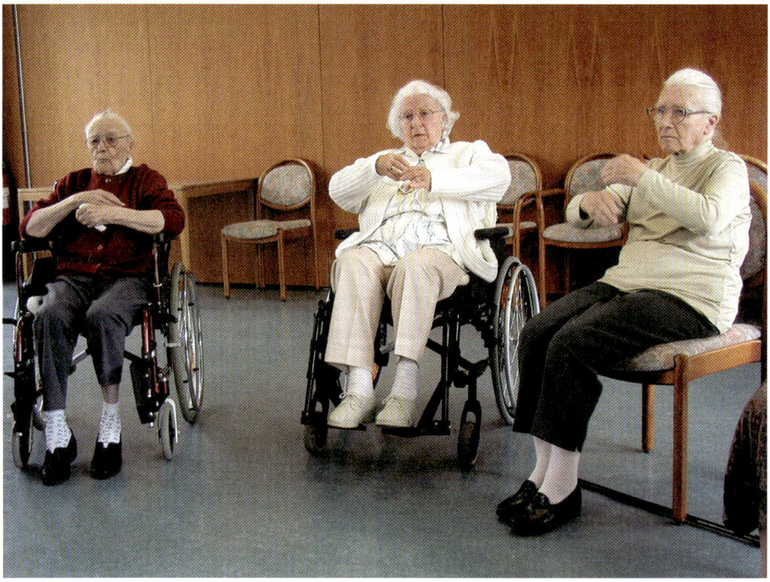

Viele Bewegungen lassen sich einbinden. Beispiele für Bewegungen der Arme oder Beine:

Arme

- Scheibenwischer: Arm angewinkelt, Handflächen zeigen nach vorn, Hände wischen imaginäre Scheibe in Augenhöhe
- Scheibenwischer gegengleich: wie oben, aber die Wischbewegung geht gegeneinander
- Kreuzen: Rechte Hand tippt auf die linke Schulter, linke Hand auf die rechte Schulter
- Kreuzen gleichzeitig
- Beide Arme nach oben strecken
- Oberkörper nach rechts drehen und nach links drehen
- Grüßen: rechte Hand an die Schläfe, linke Hand an die Schläfe, auch überkreuz
- Beide Hände zur Faust ballen und öffnen
- Die Finger wie einen Fächer spreizen und schließen

Beine

- Marschieren am Platz
- Ganze Fußsohle tippt auf, Zehenspitze tippt auf, im Wechsel
- Knie anheben
- Hacke tippt auf – Spitze tippt auf, dabei den Unterschenkel vor und rück bewegen
- Bein schwingt locker vor, dann das andere
- Die Zehenspitze tippt auf

Weitere Ideen, die sich in eine Bewegungs- oder Tanzfolge einbinden lassen

- Alle Gymnastikübungen: Einzelne Übungen werden herausgenommen und in die Gestaltung verpackt.
- Bewegungen des Alltags (z.B. Topf rühren, Wäsche falten, Bügeln etc.).
- Bewegungen aus dem Sport- und Freizeitbereich (z.B. Schwimmen, Rudern, Boxen, Apfel pflücken).
- Koordinationsaufgaben, bei denen ein Körperteil einen anderen berührt (beide Hände klatschen in einander, eine (oder beide) Hand auf den Oberschenkel, rechter Ellenbogen geht in Richtung linkes Knie und umgekehrt, rechte Hand legt sich an die linke Wange und umgekehrt etc.).

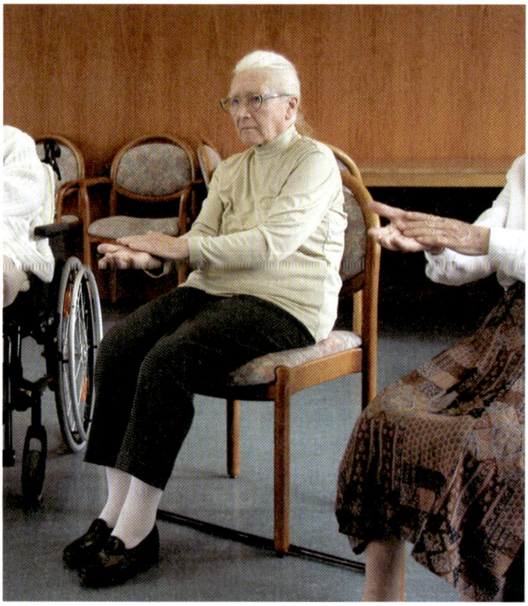

Das wichtigste ist, dass die Bewegungsfolgen zur Musik passen. Wenn der Wechsel der Bewegungen übereinstimmt mit dem „Luftholen“ in der Musik, ist für die Teilnehmer ein fast selbstverständlicher Wechsel – ohne Mitzählen – leichter möglich. Sie müssen sich die Zeit nehmen, die ausgewählte Musik vorher an zu hören und Ihre Bewegungsfolge mit der Struktur der Musik in Einklang bringen. Dann entstehen beschwingte, fröhliche und „tänzerisch leichte“ Sequenzen.

Sitztanz

Die vielen Tanzbeschreibungen sind oft noch zu kompliziert. Aber sie lassen sich alle vereinfachen:

- Elemente weglassen, dafür die anderen öfter wiederholen.
- Verlangsamen, indem Sie die Zählzeiten halbieren.

Keine zu lange Erklärungen, nicht zu viele verschiedene Bewegungen hintereinander vorstellen (die wenigsten können sie sich merken), die Gruppe darf nicht zu lange ohne Musik (trocken) üben, sondern möglichst früh mit der ausgesuchten Musik. Die Einsätze sollten klar und deutlich gegeben werden, sie werden (anfänglich) sprachlich begleitet und neue Bewegungsfolgen werden rechtzeitig vorher bekannt gegeben.

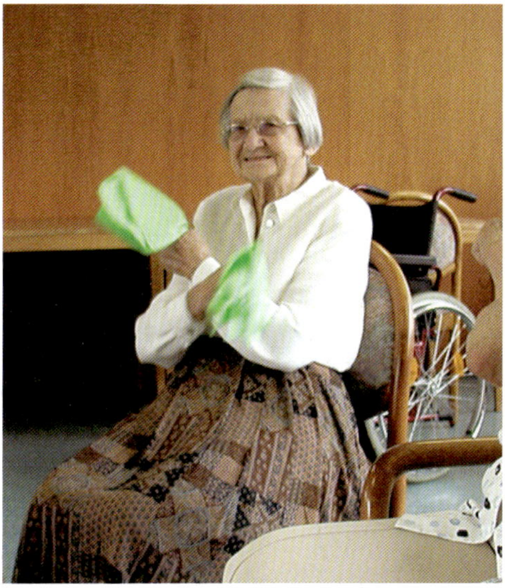

Einsatz von Materialien

Tänze können grundsätzlich auch mit verschiedenen Materialien gestaltet werden. Die Art des Musikstückes und der Charakter des Tanzes sollten die Auswahl der Materialien mitbestimmen. So sind beispielsweise zu einer Walzermusik weiche, schwingende Bewegungen mit Tüchern gut geeignet, zu einer Marschmusik bieten sich kurze, feste Bewegungen mit Gymnastikstäben (Zeitungsrollen, Papprollen o.ä.) an.

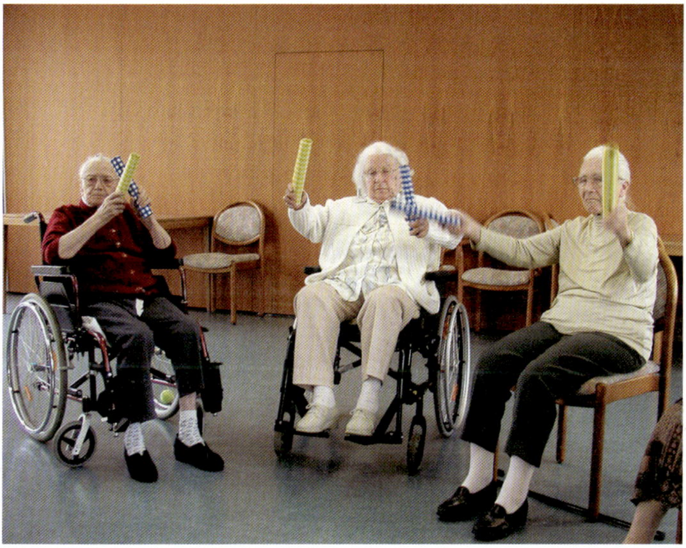

Miteinander Singen

Gemeinsames Singen ist ein besonders ansprechendes Erlebnis. Mit dem Singen von vertrauten Liedern entsteht eine intensive Atmosphäre, werden viele Erinnerungen geweckt, fröhliche und schmerzliche, wehmütige und heitere. In ihrer Jugendzeit hatte kaum jemand ein Radio oder Schallplattenapparat und war es selbstverständlich, zu allen möglichen Gelegenheiten zu singen und musizieren.

Das Singen wirkt belebend und befreiend. Selbst Menschen, die in der Stunde weitgehend in sich zurückgezogen waren oder geschlafen haben, werden aufmerksam und wacher. Manche bewegen nur die Lippen, manche nur die Augen, aber sie nehmen teil an dem, was um sie herum passiert.

Singen ist bestens geeignet, um auf natürliche und intensive Weise die Atmung zu schulen. Beim Singen wird automatisch tiefer eingeatmet und langsam – singend – ausgeatmet.

Lieder sind im Gedächtnis fest verankert. Auch wenn das Kurzzeitgedächtnis nachgelassen hat, sind doch oft noch die Texte vorhanden. Selbst demenzkranke Bewohner haben oft noch über das Singen alter Lieder ein Erfolgserlebnis, weil sie die Texte nicht vergessen haben.

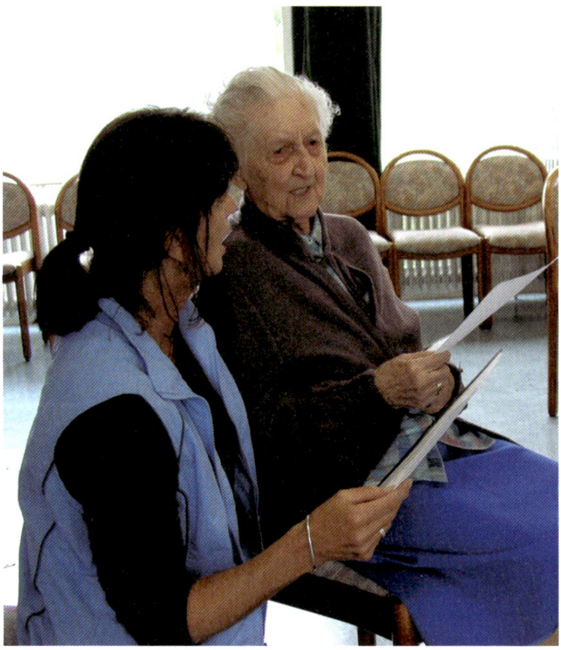

- Alte deutsche Volkslieder sind bestens geeignet.
- Bei Kinderliedern ist es besser, wenn sie eher auf Wunsch der Teilnehmer gesungen werden als auf Ihre Anregung, damit nicht der Eindruck entsteht, die Teilnehmer werden wie „Kinder“ behandelt.
- Bekannte Lieder aus Operetten können im Refrain leicht mitgesungen werden (z.B. „Schenkt man sich Rosen in Tirol“ aus „Der Vogelhändler),
- Alte Schlager aus der Jugendzeit werden sehr gerne gehört, manche auch mitgesungen. Aber grundsätzlich sind sie zum Selbstsingen oft zu schwierig.
- Alte Schlager aus den 50er und 60er Jahren (für viele die Familienphase) sind zum mitsingen und mitsummen gut geeignet.
- Besonders bewährt haben sich die Playback-CDs, die es mittlerweile für die alten Volkslieder und Schlager gibt. Gerade wenn man kein Musikinstrument spielt, unterstützt die genau auf die Bedürfnisse dieser Gruppen abgestimmte musikalische Untermalung das Singen. Auch wenn die alten Stimmen leise und rauh geworden sind, wenn die Melodien nicht mehr so ganz durchgehalten werden können oder in der letzten Strophe die Melodie verändert wird, gibt der „Kapellmeister“ den richtigen Rahmen vor und man kann aus vollem Herzen einfach singen.
- Auch das Verteilen von Texten oder Liederbüchern (gibt es mittlerweile im Großdruck) kann eine gute Gedankenstütze sein – (und ist eine Gelegenheit für Kontakt).

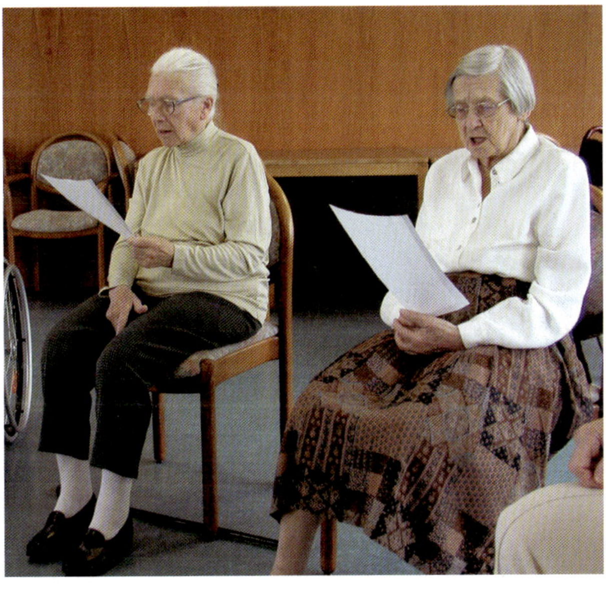

2.3.3 Erfahrungsfeld: Kommunikation

Aufgaben zu Körpersprache, Pantomime, Darstellendes Spiel – in Gruppen mit vitalen Senioren beliebtes Stundenthema – sind unter den Lebensbedingungen in einem Pflegeheim nur eingeschränkt einzusetzen. Es ist sehr von den Gruppenmitgliedern und ihrer „geistigen Verfassung" abhängig, ob überhaupt dieses Thema zum Einsatz kommen kann, weil es ein bestimmtes Maß an Vorstellungskraft erfordert.

- Jeder denkt sich einen Beruf aus und zeigt eine typische Handbewegung. Die anderen raten.
- Vereinfachung: Sie zeigen selbst verschiedene Handbewegungen und lassen raten.
- Zwei Teilnehmer nebeneinander wenden einander zu. Der eine zeigt pantomimisch verschiedene Handbewegungen (z.B. Zähneputzen, Schuhe anziehen, Kopftuch umbinden), der andere errät sie.
- Zwei Teilnehmer wenden sich einander zu. Der eine macht eine Bewegung, der andere macht sie nach (z.B. Stampfen, Klatschen, Nase berühren).
- Sie stellen gemeinsam pantomimisch eine Szene dar: Sie erzählen die Geschichte und fragen jeweils, wie man das darstellen könnte. Dann greifen Sie die Ideen der Teilnehmer auf und alle machen sie.

  Beispiele:
  - Morgens im Bad,
  - Waschtag,
  - Besuch einer eine Konditorei,
  - Wir gehen in den Garten.

Wenn die für uns gewohnte Form der Verständigung – die Sprache und Mimik zur Unterstreichung der Worte – nicht mehr ausreichend funktioniert, werden Verstehen und Verständigung schwierig. Es verlangt ein hohes Maß an Geduld, Einfühlungsvermögen und Phantasie, von Suche nach kleinsten Zeichen, Interpretationsvorschlägen und Rückfragen seitens des Gesprächspartners. Aber man sollte unbedingt lieber mal ein Bett ungemacht, als eine Gelegenheit zur Verständigung ungenutzt lassen! Das Gefühl, verstanden zu werden und seine Wünsche äußern zu können, ist viel mehr wert für das Wohlbefinden des alten Menschen als eine sterile Versorgung. Und wenn Worte jemanden nicht mehr erreichen, so ist es für denjenigen doch wohltuend zu spüren, einmal wieder in den Arm genommen und hin- und hergewiegt zu werden oder einmal wieder die Hände massiert zu bekommen!

2.3.4 Erfahrungsfeld: Interaktion

Zusammen mit anderen Menschen etwas zu tun, ist im Erwachsenenleben selbstverständlicher Bestandteil, im Alten- und Pflegeheim dagegen eher die Ausnahme. Dennoch ist der Wunsch nach Tätigkeit in Gemeinschaft, nach gegenseitiger Wertschätzung aufgrund getaner Leistungen beispielsweise oder nach einem gemeinsamen Erlebnis aufgrund einer gemeinsamen Aktion nicht verschwunden (eher nur überdeckt von der Realität des Alltags). Die „verordneten Aktivitäten" (eine Stunde Gymnastik oder eine Stunde Basteln etc.), in denen jeder doch oft jeder mehr oder weniger für sich bleibt, sind dafür nicht unbedingt geeignet.

Gestalten Sie in regelmäßigen Abstände solch gemeinsame Aktionen, in denen besonderer Wert auf das **Miteinander** gelegt wird, z.B.:

- Gemeinsame Back-Nachmittage,
- gemeinsame Schreinerarbeiten,
- gemeinsame Gartengestaltung (oder zumindest Balkonkastenbepflanzung[42]),
- gemeinsame Ausflüge,
- (jahreszeitliche) Feste vorbereiten und feiern.

2.4 Umweltbezug

Der Mensch muss sich in seiner Umwelt zurechtfinden:

Sach-Kompetenz

In der klassischen Motopädagogik kennzeichnet Materialerfahrung die spielerische Wahrnehmung der unterschiedlichen Eigenschaften von Materialien, ihren Funktionen und Verwendungsmöglichkeiten und Erfahrungen des Umgangs mit ihnen. Es geht vor allem darum, sich in der Umwelt zurecht zu finden, die Eigenschaften der uns umgebenden Dinge und Gegenstände wahrzunehmen und situationsangemessen mit ihnen umgehen zu lernen. In der kindlichen Entwicklung, in der Handlungs- und Kommunikationsfähigkeit in der Interaktion mit der Umwelt erst aufgebaut werden, nehmen materiale Erfahrungen einen zentralen Stellenwert ein.

---

42 Mittlerweile hat unter dem Stichworte „Sinnesgärten" die Idee der Gartengestaltung und ihre therapeutischen Auswirkungen verstärkt Einzug gehalten in die neuen Konzepte der Altenhilfe.

Alte Menschen verfügen normalerweise über ausreichende Kenntnisse der materialen Umwelt und detailliertes (oftmals sehr festgelegtes) Wissen über den „richtigen“ Umgang mit ihnen. Es geht nicht mehr darum, ihnen vielfältige Umwelterfahrungen erst zu ermöglichen, damit sie sich ein Bild von der Welt und von sich darin machen können. Es geht vielmehr darum, dass dieses lebenslang erworbene und praktizierte Wissen und die damit verbundenen Erfahrungen allmählich in Vergessenheit geraten, wenn sie nicht mehr real erlebt werden. Menschen in einem Pflegeheim, die nicht mehr Gelegenheit für „echte“ Erfahrungen haben, droht, ihren Bezug zur Umwelt zu verlieren. Fehlende sinnliche Reize, fehlendes konkretes Hantieren mit den Dingen, fehlende Erfahrungen – sensorische Deprivation ist die Folge, ein „Dahindämmern“ in den Tag wird immer unausweichlicher, die Menschen ziehen sich immer mehr in sich zurück und sondern sich von der Welt ab. In einem Pflegeheim droht aufgrund der Abgeschiedenheit und der Lebensbedingungen der Bezug zur Umwelt verloren zu gehen. Die Menschen werden damit einer wichtigen Quelle ihrer Lebenswurzeln beraubt. Das „Umweltschema“[43] gerät genau wie das Körperschema mangels tatsächlicher Beanspruchung immer mehr in den Hintergrund, es verschwimmt – und damit man selbst.

Dieser Kompetenzbereich ist auch wiederum untergliedert in einzelne Erfahrungsfelder, die – schwerpunktmäßig – auf diesen Bereich hinwirken: auf die Erhaltung des Bezugs zur Umwelt, auf das Neugierigbleiben, auf das Interessiert sein, auf die Stabilisierung des Umweltschemas – auf das „Ich in der Welt“. Auch hier gilt wieder: es wird eine eher analytischer Trennung vorgenommen, um zu verstehen. In der Praxis sind die Erfahrungsfelder in einander verwoben.

2.4.1 Erfahrungsfeld: materiale Erfahrung

Alle Gegenstände haben eine „äußere“ und eine „innere“ Struktur. Die „äußere“ Struktur bezieht sich auf die Gesetzmäßigkeiten der physikalischen Welt, die „innere“ auf Empfindungen und Assoziationen, die dieser Gegenstand auslöst.

Wie ist die Oberfläche beschaffen? Welche Form hat der Gegenstand? Welche Farbe? Welches Gewicht? Welche Konsistenz (Beschaffenheit)? Welchen Geruch? Welche Temperatur? Welcher Geschmack? Unsere Sinnesorgane nehmen diese Werte wahr und helfen uns, die Welt zu strukturieren. Die Augen sehen die Farbe, die Hände fühlen Oberfläche, Temperatur und Form, Hände und Arme geben uns Informatio-

[43] vgl. Pickenhain 2000

nen über das Gewicht, die Nase über den Geruch und der Mund über den Geschmack. Wir sind auf diese Informationen angewiesen. Wenn die Sinnesorgane in ihrer Leistungsfähigkeit nachgelassen haben und die Meldungen unvollständig oder gar nicht mehr kommen, können wir aus der Erinnerung noch manches ergänzen (wir wissen noch, wie sich das Seidentuch angefühlt hat, auch wenn die Tastkörperchen der Finger längst nicht mehr so gut arbeiten wie früher), aber die Bilder verblassen mehr und mehr und werden zu schemenhaften Erinnerungen.

Das im Gedächtnis gespeicherte Wissen um die Gegenstände – und den eigenen Umgang mit ihnen – bedarf der ständigen „Erneuerung", soll es nicht in den Tiefen verschwinden. Darum ist es von so großer Wichtigkeit, dass wir in den Bewegungsstunden Raum geben und einplanen (und dazu immer wieder auffordern), dass die Teilnehmer materiale Erfahrungen machen: indem sie bewusst wahrnehmen, wie die Gegenstände beschaffen sind, rücken die Informationen, die sowieso unbemerkt an das Gehirn gegeben werden, in den Vordergrund. Die Hände melden ihre Informationen über Form, Gewicht, Temperatur sowieso an das Gehirn, aber meist unterhalb der Bewusstseinsgrenze und es ist an uns, durch Bewusstmachung fördernd Einfluss zu nehmen. Bewusstmachung impliziert differenziertere Wahrnehmung und damit erhält das Gedächtnis die Möglichkeit, Erfahrungen wieder zu aktualisieren.

Zum zweiten besitzt jeder Gegenstand eine „innere" Struktur.

Jeder Gegenstand löst (auch unbewusste) Gefühle und Assoziationen aus, die den Umgang mit ihm beeinflussen. Mit einem Schaumstoffball zu spielen ist nicht besonders anregend, wenn man keinen Schaumstoff anfassen mag, mit einem angewärmten Kirschkernsäckchen zu arbeiten ist bei kaltem Wetter draußen anders als an einem heißen Sommertag.

Zudem kann jeder Umgang mit Dingen Erinnerungen wecken. Situationen und Bilder längst vergangener Trage tauchen wieder auf, längst vergessen geglaubte Begebenheiten fallen einem wieder ein und können besprochen werden – so können auf spielerische und wirksame Weise wertvolle, lebendige Erinnerungen wieder geweckt werden. Biographisches Arbeiten wird so selbstverständlicher Bestandteil psychomotorischer Förderung.

2.4.2 Erfahrungsfeld: Sensomotorisches Handeln

Ein Teil menschlichen Erkenntnisvermögens bezieht sich auf das sensomotorische Handeln, den konkreten, sinnlichen Umgang mit den

Gegenständen. Erst wenn man einen Gegenstand anfasst, ihn in die Hand nimmt, kann man fühlen, wie er sich anfasst oder wie schwer er ist und erst wenn man an ihm riecht, hat man eine Vorstellung von seinem Geruch. Kinder kommen durch Greifen, also durch anfassen, drehen, heben, schmecken zum „Begreifen" der Welt – und diese Erkenntnisform bleibt dem Menschen ein Leben lang erhalten. Auch wenn logisches, abstraktes Denken längst nicht mehr möglich ist und „praktisches Denken" nur noch in Teilbereichen vorhanden ist, sind konkrete Handlungen immer noch möglich.

Entwicklung im Alter birgt die Gefahr des Verlustes an realen Erfahrung, die Teilnahme am (gesellschaftlichen) Leben erfolgt oft nur noch sekundär über Medien. Im Pflegeheim ist diese Entwicklung oft noch folgenschwerer. In dem abgeschiedenen Raum entsteht – wie gesehen – eine eigene Welt, in der kaum noch Umwelterfahrungen und -bezüge erlebt werden können. Aber wir brauchen materiale Erfahrung, d.h. konkret-sinnliches Handeln mit den Gegenständen der Umwelt, um Erkenntnis zu gewinnen – und unser kognitives Vermögen wach zu halten. Wie Grupe[44] es mit seiner „explorierend-erkundenden" Bedeutungsdimension der Bewegung anschaulich gemacht hat, brauchen wir sensomotorisches Handeln, um Wissen zu erwerben. Man muss einen Gegenstand in die Hand nehmen, ihn berühren, daran riechen, sein Gewicht fühlen können, um ihn zu verstehen. Ansehen allein reicht nicht aus, seine Funktionen und den eigenen Umgang mit ihm zu erkennen.

Seit Piaget wissen wir, dass sensomotorisches Handeln eine der drei „Erkenntnisformen" des Menschen und Teil der Handlungskompetenz ist, die es uns ermöglicht, Lebenssituationen umweltbezogen und praktisch handelnd zu lösen. Wir wissen, dass sensomotorisches Handeln zur Ausbildung der kognitiven Strukturen von Beginn an unabdingbar ist. Denken zu lernen ist abhängig von den sensomotorischen Erfahrungen (bewegen und wahrnehmen), die gemacht werden. In der Entwicklung der Persönlichkeit in **früher** Kindheit spielt es eine entscheidende Rolle – aber mittlerweile wissen wir auch, dass sensomotorisches Handeln – materiale Erfahrung – in der Entwicklung über die gesamte Lebensspanne hinweg seinen wichtigen Platz behält.

Wenn in einem Alten-und Pflegeheim der eigene Aktionsradius oft nur auf das Zimmer oder sogar nur auf einen Sessel beschränkt ist und tätiges Handeln gar nicht erst zugelassen wird, sind materiale Erfahrungen sehr reduziert. Es gibt kaum Möglichkeiten zu sensomotori-

[44] vgl. Grupe, O. 1976

schem Handeln und bewusstem Umgang mit der Umwelt. Das hantieren mit Objekten ist auf wenige Gegenstände des Alltags beschränkt – die Auswirkungen auf Persönlichkeit und Identität lassen leider nicht lange auf sich warten. Das oft zu beobachtende „Dahindämmern“ der Bewohner einer Pflegestation wird allzu häufig auf krankhafte degenerative Veränderungen des Gehirns geschoben – und dabei ist es häufig (zumindest zum Teil) die Folge einer mangelnden sensomotorischen Anregung.

Psychomotorische Förderung bedeutet also auch, Raum zu geben, damit die Menschen (wieder) materiale Erfahrungen machen können, dass insgesamt ihre kognitiven Fähigkeiten anregt werden und sie so einen weiteren Bereich ihrer Persönlichkeit leben können.

2.4.3 Erfahrungsfeld: Umgang mit Dingen: Zweck und Gebrauch

Jeder Gegenstand (außer Naturmaterialien) ist von Menschen zu einem bestimmten Zweck hergestellt worden: die Klobürste zum Säubern der Toilette, der Kamm zum Kämmen der Haare, der Ball zum Spielen. Wir alle haben im Laufe des Lebens gelernt, was wofür gemacht wurde und verwenden normalerweise die Dinge dementsprechend. Bei zunehmend desorientierten und bei demenzkranken Menschen ist zu beobachten, dass sie die Bedeutung des Zwecks, für den die Gegenstände gemacht wurden, allmählich vergessen und die Dinge so verwenden, wie sie sie gerade brauchen. Zum Beispiel den Kamm zum Essen („Kartoffeln schöpfen“) oder die Schuhbürste zum Tischplatte säubern. Verwirrte alte Menschen sind häufig viel offener für den zweckentfremdeten Gebrauch von Gegenständen. Was – aus Unkenntnis des Pflegepersonals – häufig belächelt oder als „verrückt“ abgetan wird, sind nicht selten gerade diese anderen Formen des Umgangs mit den Alltagsdingen. Jedes Ding, jedes Objekt weckt bestimmte Assoziationen, ruft bestimmte Umgehensweisen hervor – und, wenn man offen dafür ist, eben auch andere als die gewohnten.

Und damit kommen wir zu einer weiteren Bedeutung, die jedem Gegenstand innewohnt. Jeder Gegenstand, jedes Material ist noch zu etwas anderes zu gebrauchen als nur das, wofür er gemacht wurde. Und diese Möglichkeiten zu finden und auszuprobieren, sie einfach zu „machen“ ist in den Bewegungsstunden möglich. Die Frage: „Was kann man noch damit machen?“ ist die Aufforderung, selbst etwas auszudenken, was letztlich aus dem Material selbst entwachsen ist.

Jedes Ding, jeder Gegenstand hat einen eigenen „Appellcharakter“, er sendet – meist auf unbewusster Ebene – eine Aufforderung, mit ihm umzugehen. Und zwar auf eine spezielle Weise, die wahr- und aufgenommen wird und zu entsprechenden Hantierungen anregt. So werden sich beispielsweise sehr unterschiedliche Umgangsweisen zeigen, wenn die Gruppenmitglieder einen Gegenstand in die Hand bekommen und nicht sofort eine Aufgabe gestellt wird, was damit zu machen sei. Sind des z.B. Tücher, werden die Teilnehmer sie, je nach persönlicher Vorliebe und Möglichkeit, knäueln, zusammenlegen, glätten, sie um die Schulter legen, sie um den Kopf binden und ähnliches mehr. Sind es dagegen Stäbe, werden die Teilnehmer Formen des Festhaltens, des Auf-die-Erde-Stampfens oder auch des spielerischen „Kampfes“ gegeneinander auswählen. Sind es Einmachringe aus Gummi, werden sofort die Materialeigenschaften des „Ziehens“ die Bewegungen bestimmen.

2.4.4 Erfahrungsfeld: Natur

Der Mensch ist ein Naturwesen, das sich über Jahrmillionen in der Natur entwickelt hat, was in unserem modernen Leben in einer hochtechnisierten Welt fast vergessen scheint. Die Sehnsucht nach Berührung mit der Natur steckt tief in jedem Menschen. Eine beruhigende, heilsame, aber auch anregende Wirkung geht vom Erleben der Natur aus. Gerade in dem anregungsarmen Dasein in einem Alten- und Pflegeheim können die heilsamen Einflüsse der Natur ihre harmonisierende, identitätsfördernde und sinnstiftende Wirkung entfalten.

2.4.5 Methodische Prinzipien

Die Beschäftigung mit diesem Bereich der „Sach-Kompetenz“ der psychomotorischen Förderung hat eine Reihe methodischer Konsequenzen. Denn „materiale Erfahrungen“ zu machen, kann durch bestimmte Rahmenbedingungen intensiviert (oder überhaupt erst ermöglicht) werden. Psychomotorische Förderung in einem Pflegeheim bietet die Chance, in manchen Stunden (ganz oder teilweise) solche Sequenzen einzubauen.

Selbst erproben, erkunden

Anders als Kinder, deren natürliche Experimentierfreude sie mit Materialien und Gegenständen gleich hantieren lässt, neigen alte Menschen dazu, erst einmal abzuwarten, dass ihnen jemand sagt, was sie tun sollen. Von allein geschieht das sehr selten. „Was kann man damit tun?“ – erst auf diese Initialfrage können sie beginnen auszuprobieren, was sie damit machen könnten. Der „Appellcharakter der Dinge“ und die Eigenschaften der Persönlichkeit sind dabei die bestimmenden Größen.

Experimentieren

Im Laufe ihres langen Lebens haben alte Menschen gelernt und tausendfach ausgeführt, wie man mit welchen Dingen umgeht, was man mit welchen Dingen macht. Sie sind meist sehr festgelegt und haben zunächst kaum Ideen (und trauen sich nicht), andere als die gewohnten Bewegungen/Handlungen zu machen. Sie brauchen die Aufforderung in dem geschützten Raum einer Bewegungsstunde, etwas Neues auszuprobieren – dann allerdings kann man immer wieder über ihre Kreativität staunen.

Bedeutung erfahren

Materiale Erfahrung in der Motogeragogik heißt auch zu erfahren, dass die Bedeutung eines Gegenstandes nicht nur in seiner **Zwecksetzung** liegt, sondern auch mit seinem **Gebrauch** entsteht.
Ein Kochlöffel beispielsweise wurde zu dem Zweck konstruiert, ein Essen umzurühren. Solange man mit ihm seinen Pudding umrührt, wird er seinem ursprünglichen Zweck entsprechend verwendet, aber wenn man ihn gebraucht, um seine Luftballon in der Luft zu halten, wird er zu einem Spielgerät, wenn man ihn gebraucht, um Topfmusik zu machen, wird er zu einem Musikinstrument. Der Zweck kann also etwas völlig anderes sein als der Gebrauch.
Das ist eines der zentralen Potentiale, die in Stunden der Materialen Erfahrung liegen: Entdecken lassen, wie vertraute Gegenstände anders und neu benutzt werden können.
Das Erkennen und Erleben dieser Mehrdeutigkeit von Gegenständen, das Zweckentfremden, die Bedeutungszuschreibung, die durch den anderen Umgang mit ihnen hervorgerufen wird, sind Erfahrungen, die die festgelegte, festgefahrene und normierte Erlebniswelt aufbrechen lässt. In Momenten des Erstaunens oder des Spaßes („Ach, das kann man auch damit machen!“) ist man lebendig.

Persönlichkeitserfahrung

Nicht nur die Materialeigenschaften des Gegenstandes setzen Grenzen (man kann einen Holzstab nicht biegen, sich auf ein Handtuch nicht aufstützen), sondern sie liegen auch in dem Benutzer selbst, dem bestimmte Umgangsweisen mehr zusagen oder nicht, dem bestimmte Sachen einfallen oder nicht, je nach seine bisherigen Erfahrungen. Aber materiale Erfahrung in der Gemeinschaft mit anderen kann neue Möglichkeiten erschließen und man kann neue Welten entdecken – wenn die eigene Phantasie nicht ausreicht, kann man Anleihen beim Partner machen oder gemeinsam mit anderen etwas Neues entwickeln.

Bewegungserfahrung

Materiale Erfahrungen machen bedeutet immer, dass man tätig ist, mit dem Gegenstand umgeht, dass man sich also bewegt. Und oft in einer anderen, als in der vertrauten Weise (mit einem Einmachgummi wird z.B. nicht das Weckglas verschlossen, sondern „Schießübungen" in eine Schüssel), so dass Bewegung provoziert wird. Und das einfache, immerwährende bewegungslose Stillsitzen wird – quasi von allein unterbrochen.

2.4.6 Praxisanregungen

Im folgenden werden nicht einzelne Anregungen und Übungsformen gegeben, sondern hier wird deutlich, dass psychomotorisches Arbeiten unter diesem Blickwinkel bestimmte Prinzipien verfolgt. Die aufgeführten Stundenbestandteile machen deutlich, wie – mit allen Materialien – die Stunden (oder Sequenzen) aufgebaut und gestaltet werden können.

Materiale Erfahrung: äußere Struktur

Bewegungsstunden in diesem Erfahrungsfeld beginnen immer mit der bewussten Wahrnehmung der Materialien und Gegenstände, also mit der gelenkten Wahrnehmung der „äußeren Struktur". Ausführlich werden nacheinander die Fragen gestellt. Auch wenn längst nicht alle Teilnehmer die Fragen laut beantworten, so wird doch die Aufmerksamkeit und die Gedanken in bestimmte Bahnen gelenkt und die Wahrnehmung bewusst gemacht.

- Form
- Oberfläche
- Farbe
- Geruch
- Gewicht
- Konsistenz
- Temperatur

Bei Bewohnern, die sich sprachlich nicht mehr äußern, muss genügend Zeit gelassen werden, bis die Frage „durchsickert". So kann die Frage nach der Form beispielsweise mehrmals gestellt und in verschiedene Formen gekleidet werden: „welche Form hat der Gegenstand? Fühlen Sie mit allen Fingern die Form? Streichen Sie über die Ecken."

Materiale Erfahrung: innere Struktur

Dann wird ein Gespräch initiiert, dass der „inneren Struktur" der Gegenstände nachspürt und den Teilnehmern Gelegenheit gibt, ihren Assoziationen Raum zu geben und Gefühle und Erinnerungen zu äußern und zuzulassen. Fragen können sein: „Wie gefällt es ihnen? „Ist es Ihnen angenehm, es anzufassen?" „An was erinnert es Sie?" „Wie war es damals bei Ihnen?" etc.

Bewegungsanlässe schaffen

a) Bewegungen, die dem eigentlichen **Zweck** entsprechen:

- Auf die Frage: „was macht man damit?" werden die Vorschläge der Teilnehmer aufgegriffen und gemeinsam durchgeführt.
- Diese Bewegungen werden „entfremdet" (die Bewegungsfaktoren Zeit/Kraft/Raum werden variiert): Dadurch entstehen ganz verschiedene Bewegungen, muskuläre und zentralnervöse Anforderungen und Empfindungen.
  - Zeit: die Bewegung wird ganz langsam – ganz schnell gemacht,
  - Kraft: die Bewegung wird mit viel Krafteinsatz – ganz locker und leicht gemacht,
  - Raum: die Bewegung wird vor dem Körper, neben dem Körper, oben im Raum vor einem – unten auf dem Boden gemacht, sie wird viel größer – viel kleiner ausgeführt.

b) Bewegungen, die dem **Gebrauch** entsprechen:

Die Frage wird gestellt: „was kann man noch damit machen?"

- die (Bewegungs-)antworten werden gesammelt und gemeinsam durchgeführt und/oder
- jeder Teilnehmer wird persönlich angesprochen und nach seiner Idee gefragt, diese wird dann von der Gruppe übernommen.

Verwendung des Gegenstandes

a) als gymnastisches Hilfsgerät

Mit allen Gegenstände lassen sich gymnastische Übungen gestalten. Oft ist es für die Teilnehmer wesentlich verständlicher, einen Gegenstand in der Hand zu halten und mit diesem die Übungen zu machen als abstrakte Bewegungsanweisungen. Wenn man z.B. sagt: „Versuchen Sie, mit der Wäscheklammer (die in der rechten Hand ist) Ihre linke Seite zu berühren“ ist es für viele klarer, als wenn man sagt: „Nun wird der rechte Arm über die Körpermitte zur linken Flanke gezogen“.

Wichtiges Prinzip bei der „Gymnastik“ muss sein, dass alle großen Muskelgruppen und die Hauptgelenke nach dem vorgestellten Raster der „Stammübungen“ (s. vorne) in Bewegung gebracht werden.

b) als Spielgerät

Mit den Gegenständen lassen sich viele einfache Spielideen – oft unter Zuhilfenahme anderer Geräte und Gegenstände – durchführen. Die einfachste Form, das Weitergeben (rechts herum, links herum, mit Richtungswechsel mit einem, zwei oder mehreren Gegenständen) ist grundsätzlich mit jedem Gegenstand zu spielen. Die anderen Spielideen sind jeweils von den Material- bzw. Gegenstandseigenschaften abhängig. So legen z.B. Einmachgummiringe nahe, sie in einen Korb in der Mitte zu „flitschen“, Partyteller, sie als Wurfscheibe (Frisbee) zu benützen oder Fliegenklatschen, um Luftballons hochzuhalten.

c) zur Gestaltung

Wertvolle Anregungen dazu bieten die Bereiche Sitztanz, Rhythmik, Musik. Die Verwendung von Handgeräten erlaubt eine abwechslungsreiche Stundengestaltung. Die Gegenstände, mit denen man sich in dieser Stunde ausführlich beschäftigt hat, können in eine Sitztanz-Gestaltung eingebunden werden. Auch hier liefern wieder die Materialeigenschaften die Ideen dazu. So kann man z.B. mit Papierservietten eine schwingende Walzermusik umsetzen, mit Küchenrollen (verwendet wie Stäbe) einen Marsch oder mit Steinen einen meditativen Tanz.

Mögliche Gegenstände

Das wichtigste hierbei ist eigentlich Ihre eigene Phantasie. Viele Alltagsgegenstände, Haushaltsgeräte, Werkzeuge, Naturmaterialien, Spielgeräte lassen sich nach diesen Prinzipien zur Stundengestaltung verwenden. Vertrauen Sie auf den „Appellcharakter“ der Dinge und das lebenslang erworbenen und praktizierte Wissen der Teilnehmer, wie man mit ihnen umgeht. Das sind die Ausgangpunkte – sowohl für die eigene kreative, experimentierenden Fähigkeiten der Teilnehmer (wenn ihnen Raum gegeben wird) als auch für Ihre Stundengestaltung.

3. Teil
Zum Stundenaufbau

3.1 Allgemeine Rahmenbedingungen

Grundsätzlich müssen wir einen Rahmen schaffen, der es den Teilnehmern erlaubt, erst einmal anzukommen, sich einzufinden, zu sammeln. Gerade in einem Alten- und Pflegeheim, wo viel Zeit der Stille herrscht, wo sich die Menschen in sich zurückgezogen haben, ist es umso notwendiger, dass sie überhaupt erst mal „aufwachen", damit sie sich wieder der Welt zuwenden können. Es ist auffallend, wie verändert die Gesichter nach einer Stunde sind, verglichen mit dem Ausdruck zu Beginn der Stunde. Wacher, aufmerksamer, der Blick in die Welt, ein freundliches Lächeln, das Summen einer Melodie beim Hinausfahren...

Zu Beginn steht immer der Versuch, eine erste Begegnung zu ermöglichen. Persönliche Begrüßung signalisiert jedem, dass er wichtig ist. Aber wir müssen lernen, den Menschen Zeit zu geben, damit sie von sich aus diese Begegnung auch erleben – es reicht nicht, jemandem „im Vorbeigehen" schnell die Hand zu drücken. Die Einschränkungen der Hör- und Sehfähigkeit bei vielen der alten Menschen wirkt zudem noch erschwerend. Langsam, laut und deutlich zu reden, ist eine Selbstverständlichkeit, die aber dennoch im Stundenverlauf manchmal verloren geht. Ist die Atmosphäre gut, ist es überhaupt kein Problem, dass die Menschen ihre Wünsche nach „lauter" auch äußern. Ist keine Beziehung da, werden die meisten nichts mehr sagen und sich wieder in sich zurückziehen.

Ein vorbereitender, einstimmender Teil, der die Menschen wieder in Kontakt mit sich selbst bringt, ist unabdingbar. Ein erstes Sich – Spüren, eine erste sinnliche Erfahrung ermöglicht, dass sie auftauchen aus dem Meer des Vergessens und Schweigens. In der Hauptphase sind sie dann vorbereitet, aufmerksam, können neugierig werden, können Lachen. Menschen, die verstummt sind, finden nicht gleich Worte, finden sie vielleicht gar nicht, aber sie „sprechen innerlich". Manche brauchen immer wieder direkte Ansprache, damit sie in der Wirklichkeit gehalten werden und nicht schnell wieder versinken. Andere bleiben, sind sie erst einmal da, hier in der Welt. Sie müssen immer wieder abwägen, ob und wie oft sie die Menschen direkt ansprechen. Oberstes Prinzip sollte immer eine Haltung sein, die mit „Einbeziehen" umschrieben werden kann – aber behutsam und einfühlend.

In den Stunden kommen die Menschen in Verbindung mit ihrem gelebten Leben, mit Bruchstücken ihrer Vergangenheit und mit sich, wie sie einmal waren. Sie vergessen manchmal für kurze Zeit ihr jetziges Leben, immer wieder kommt Erstaunen, dass die Zeit wie im Flug vergeht, wo sie doch sonst oft so lange ist.

Die Entlassung in den Alltag fällt hier besonders schwer, weiß man doch, dass wir die Menschen wieder in den leeren Raum entlassen, in dem es wenig Anregung, wenig Lachen, wenig gute Begegnungen gibt. Der schmerzende, sperrige Körper, der für eine Weile zurück gedrängt oder sogar vergessen war, schiebt sich wieder ins Bewusstsein, wird wieder leidvoll spürbar. Eine kurze Zeit war es möglich, sich selbst anders zu spüren als nur durch Pflegehandlungen, fand „Begegnung" anstelle von „Behandlung" statt, erlebten sie Kommunikation statt Rückzug. Aber halten wir uns noch mal *Antonowskys* Salutogenese-Modell vor Augen, wissen wir, dass wir – auch wenn es nur kleinste Momente waren – die Menschen gestärkt haben. Wir waren ihnen dabei behilflich, ihre „Widerstandsressourcen" aufzufüllen.

Rituale am Anfang und am Ende setzen deutliche Markierungspunkte und hüllen den „Begegnungsraum" schützend ein.

Beispiele:

3.1.1 Einstimmung

1. Dehnen und Räkeln (als grundlegendste Form der Aktivierung).
   Hier sind die Menschen überfordert, wenn ihnen diese Aufgabe frei gestellt ist, sie muss sprachlich begleitet werden: rechten Arm zur Decke strecken, wieder absenken, linken Arm zur Decke, wieder absenken, vorbeugen, dabei ausatmen und Ellenbogen auf die Knie legen, einatmen und hoch rollen, die Arme gehen mit, beide Arme zur Decke strecken, leicht hin- und herschwanken, die Arme gehen wieder runter, rechtes Bein strecken bis in die Zehenspitzen, linkes Bein strecken bis in die Zehenspitzen, Diagonale: rechter Arm und linkes Bein strecken, einatmen, andere Diagonale und so fort bis das Musikstück zu Ende ist (ruhige, melodiöse Musik, z. B. Claydermann).

2. Abklopfen und ausstreichen:
   Auch hier sprachlich begleiten: Mit der linken Hand beginnen, den rechte Arm leicht zu klopfen:
   - Arm: Handrücken, Handballen, Handgelenk, Unterarm, Oberarm, Schulter, Schulter massieren, den Muskelstrang von der Schulter bis zum Hals, den ganzen Arm mit flacher Hand und

Druck ausstreichen. Linker Arm gegengleich.
- Gesicht: Wangen, Schläfen, Stirn, oberer Kopf, Hinterkopf, Nacken. Auch hier ausstreichen mit beiden Händen.
- Beine: Oberschenkel, Unterschenkel, wo weit, wie man kommt, an den Seiten und am Rücken, so weit, wie man kommt. Ausstreichen.
- Bauch: leicht klopfen, sanft kreisend ausstreichen.
- Mit der flachen Hand leicht auf das Brustbein schlagen.

(Ohne Musik oder ruhige leise Entspannungsmusik)

3. Marschieren auf der Stelle (aktiviert den Kreislauf). (Marschmusik, flotte Volksweisen etc., z.B. Einzugsmarsch aus dem Zigeunerbaron von J. Strauß, James Last)

3.1.2 Hauptteil

Die Durchführung der Stunden ist anders als mit Kindern. Hier muss man wesentlich mehr initiieren, steuern, anregen. Kindern kann man ein Material in den Raum geben – sie machen etwas damit. Hier bekommen die Leute ein Material, einen Gegenstand in die Hand – und nichts passiert. Höchsten die Frage: was soll ich jetzt machen? (Allerdings hat man hier auch nie Disziplinprobleme, hat kaum mit Aggressionen zu kämpfen, eher mit Gleichgültigkeit).
Einerseits dauert alles viel länger, andererseits muss man selbst immer zu wieder neue Anstöße geben. Manchmal hat man mit dem Gefühl zu kämpfen, „Alleinunterhalter" oder „Pausenclown" zu sein, manchmal ist es ganz still in dem Raum – und wenn man an den fröhlichen Lärm anderer psychomotorischer Stunden gewöhnt ist, ist es zunächst nicht einfach auszuhalten. Man muss erst einmal ein anderes Gefühl dafür entwickeln, wie die Stunden ablaufen. Dass es nicht langweilig ist, wenn ein Ball minutenlang einfach reihum gegeben wird. Oder dass die Aufgabe mit den Joghurtbechern aber schon nach kürzester Zeit zu Ende ist, weil die Teilnehmer keine eigenen Ideen entwikkeln oder keine Ausdauer zum Spielen haben. Eine Aufgabe wird vielleicht nur ein einziges Mal gemacht, dann ist genug – und wir müssen wieder etwas anderes anregen. Eine andere Aufgabe dagegen wird sehr ausdauernd und mit Freude und Aufmerksamkeit gelöst – es gibt kein „Patentrezept".

Es hat sich bewährt, die Phasen in den Stunden zu wechseln. Phasen, in denen die Teilnehmer immer wieder aktiviert werden, selbst etwas zu tun, wo sie immer wieder persönlich angesprochen und direkt einbezogen werden, wechseln ab mit Phasen, in denen sie „nur" nachmachen (auch das hat schon einen Wert für sich!) und ausführen, was vorgegeben ist. Oberstes Prinzip jedenfalls ist anregen und nachfragen, aber nie bloßstellen oder beschämen, in dem man zu viel verbessert, zu viel auf „richtige“ Lösungen beharrt oder zu sehr „nachbohrt“.

Prinzipiell gibt es verschiedene Möglichkeiten, wie man mit den vorgestellten Erfahrungsfeldern umgehen und seine psychomotorischen Stunden gestalten kann. Der Grundaufbau (Einstimmung, Hauptteil, Ausklang) bleibt davon natürlich unberührt.

Möglichkeit 1

Man wählt einen Schwerpunkt, also ein einziges Erfahrungsfeld aus, zu dem man in dieser Stunde verschiedene Aufgaben und Übungen anbietet. Der Spannungsbogen sorgt dafür, das die Aufgaben nicht einfach „aneinandergereiht“ werden, sondern in einem sinnvollen Zusammenhang stehen.

Beispiele:

- Eine Stunde, in der der Schwerpunkt darauf liegt, dass die Teilnehmer verschiedene Körpererfahrungen machen (Anregungen aus dem differenzierten Strukturschema).
- Eine Stunde zum Thema Wahrnehmung / Sinnesschulung, in der hauptsächlich Wahrnehmungsübungen (bezogen auf alle Sinneskanäle) stattfinden.
- Eine Stunde zum Thema Rhythmusschulung, in der verschiedene Rhythmusaufgaben abwechseln.

Wenn wir an das Bild vom „Schubladenkasten“ denken: wir öffnen in dieser Stunde eine einzige Schublade. Wir gestalten also die ganze Stunde mit Elementen daraus und bringen diese in einen sinnvollen Zusammenhang, damit ein Spannungsbogen entsteht.

Möglichkeit 2

Man stellt die Stunde unter **ein** Thema, unter dem sich verschiedene Erfahrungsfelder wiederfinden und die Teilnehmer vielfältige Erfahrungen machen können.

Beispiele:

- Ein Tag am Waldsee
- Ein Frühlingstag

Um im Bild vom Schubladenkasten zu bleiben: wir öffnen verschiedene Schubladen, aber nur ein Stückchen. Wir gestalten die Stunde, indem wir das Thema, das wir gewählt haben, mit Elementen aus verschiedensten Schubladen füllen. Der Spannungsbogen entsteht, weil alle ausgewählten Elemente zum Thema passen.

Möglichkeit 3

In jeder Stunde findet eine ausführliche Gymnastik statt (die Stammübungen), dazu wählt man jeweils einen (kürzeren) weiteren Schwerpunkt aus den Erfahrungsfeldern.

Zurück zu unserem Bild: Wir haben eine feststehende Säule (Gymnastik) und öffnen zusätzlich in jeder Stunde eine einzige Schublade, aber auch nur ein bisschen, weil die Zeit sonst nicht reicht.

Natürlich ist auch das nicht so starr zu sehen, es gibt in der Realität ein „sowohl als auch", sind Wechsel in der Art des Stundenaufbau angebracht. In der eine Woche Möglichkeit 3 in der anderen Möglichkeit 1 – es hängt vom persönlichen Stil ab, von den eigenen Vorlieben und den Teilnehmern der Gruppe.

3.1.3 Ausklang

In dieser letzten Phase kommt die Stunde zu ihrem Abschluss. Die Teilnehmer müssen diesen „bewegten Raum" verlassen und in ihre Welt zurückkehren. Die Zeit der „Begegnung" ist zu Ende. Eine persönliche Verabschiedung ist genau so unerlässlich wie die Begrüßung, betont sie doch nochmals, dass **dieser Mensch** mir wichtig ist, dass ich ihn wahrgenommen habe, und dass eine Begegnung stattgefunden hat.

Auch hier lassen sich verschiedene Formen unterscheiden, die im Hinblick auf die Bedürfnisse der Teilnehmer und den bisherigen Stundenverlauf ausgewählt werden. Sie müssen berücksichtigen, dass die Teilnehmer mit je unterschiedlichen Gefühlen aus dem Raum gehen, je nach dem, wie der Ausklang war: nach einem Sitztanz eher eine fröhliche Melodie summend, nach einem Spiel eher angeregt oder nach einer Entspannung eher auf sich selbst bezogen. Sie müssen sich darüber klar sein, dass Sie mit Ihrer Auswahl auf die Menschen, die Sie nun verlassen, einwirken und ihre Entscheidung eine Zeitlang nach wirkt.

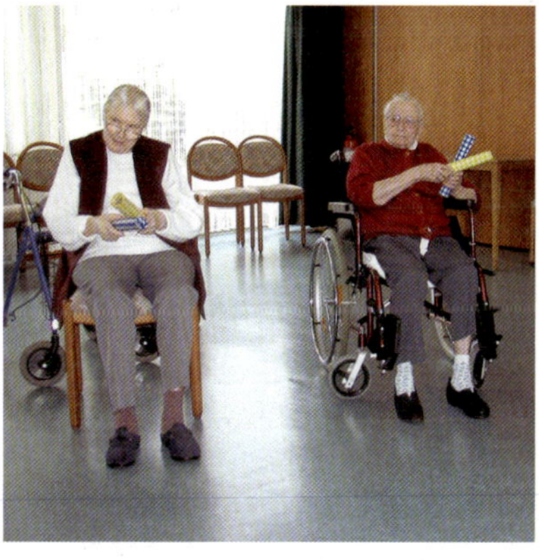

Fröhlich

- Ein Spiel
- Ein Sitztanz
- Eine rhythmisch-musikalische Gestaltung

Entspannend

- Igelballmassage: jeder hat einen Igelball und massiert sich selbst, Sie gehen herum und massieren mit dem Igelball jeden Rücken (geht nur, wenn die Gruppe nicht zu groß ist)
- Vereinfachte Form des Stretching
- Vereinfachte Form der Progressiven Muskelrelaxation
- Atemübungen
- Einer Musik lauschen

3.1.4 Abschied

Ein gemeinsames Lied
Persönliche Verabschiedung

Auf Folgendes sei noch hingewiesen: Die Aufgabe und Übungsformen in diesem Buch sind jeweils nur Beispiele für die Anregungen, die wir in den Erfahrungsfeldern jeweils geben können. Das vorgestellte Raster kann als Rahmen und Gedächtnisstütze dienen. Hier wurde zusammengetragen und begründet, welche Erfahrungsfelder unter dem Blickwinkel allgemeiner Handlungskompetenz bedeutsam sind und den besonderen Bedingungen in der Lebenswelt Alten- und Pflegeheim angepasst. Zu fast jedem dieser Felder finden sich entsprechende weitere Übungen, eigene „Praxeologien“, wo Sie auf die Suche gehen können nach weiteren Ideen. Sie müssen diese meist für diese Zielgruppe noch umformulieren, vereinfachen, verlangsamen. Z.B. das große Feld der Psychomotorik, des Gedächtnistrainings, der Gymnastik, der Seniorenspiele etc. Wir bedienen uns auch der Aufgaben und Übungsformen anderer Bewegungsrichtungen und ordnen sie in einen Zusammenhang ein. Mit diesem Raster haben Sie so ein Gerüst in der Hand, mit dessen Hintergrund Sie nach weiteren Ideen auf die Suche gehen können.

3.2 Spielgeräte selbst herstellen

Hier noch einige Anregungen, wie man Spielgeräte selbst leicht und preiswert herstellen kann.

3.2.1 Spielgeräte

- Sie sammeln viele Netzverpackungen von Obst und Gemüse, schneiden die Metallzipfel an beiden Enden ab, stopfen alles in ein solches Netz und nähen es zu. Sie können verschieden große Bälle so herstellen (von Tennisball- bis Volleyballgröße). Die Bälle lassen sich besonders gut fangen, sind weich und trotzdem gut zu werfen.

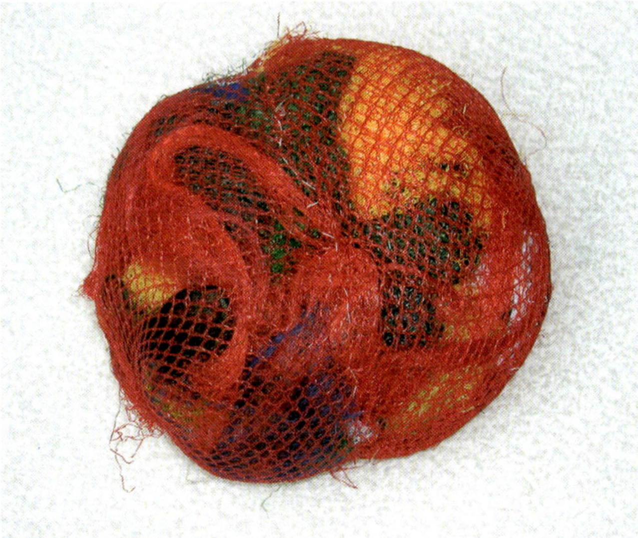

- Eine Papierserviette wird zusammengeknüllt. Eine andere wird in Streifen gerissen. Mit Hilfe einer weiteren, die um den Serviettenball gelegt wird, werden diese Bänder daran befestigt und mit einem Bindfaden fest zugeschnürt. So entsteht ein „Kometen-Ball“ mit einem Schweif.

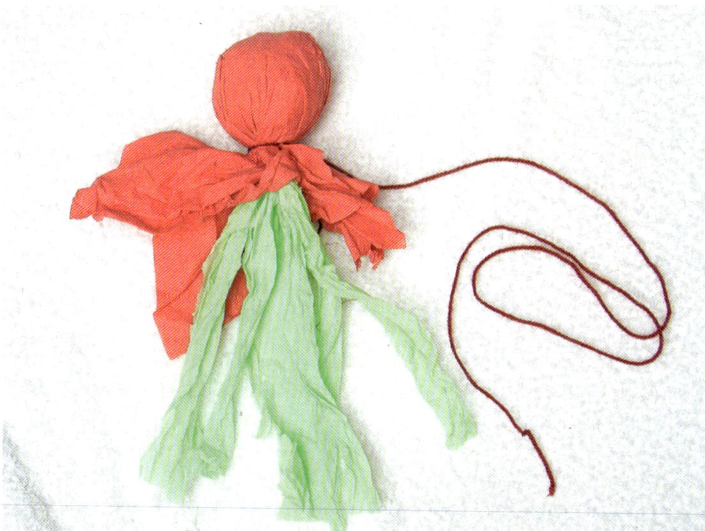

- Dieser Kometenball kann an eine kurze Schnur gebunden werden, dann entsteht ein „Schleuderball“.
- In einen Kniestrumpf werden ca. 200 gr. Milchreis (runde Körner) gefüllt, der Strumpf mehrfach „gezwirbelt“ und ineinander gesteckt, wieder „gezwirbelt“ und ineinander gesteckt, bis der Schaft verbraucht ist. Es entsteht ein weicher Knautschball, ein „Handschmeichler“.
- Das Innenteil einer Haushaltsrolle wird mit Schrankpapier (glatte, beschichtete Oberfläche) umwickelt und festgeklebt. Es entsteht eine vielseitig verwendbare „Gymnastikrolle“.
- Leere Röhrchen von Vitamintabletten werden mit Sand gefüllt. Es entstehen leichte „Hanteln“.
- Ein Drahtbügel von einer Reinigung wird zusammengedrückt. Das Bein einer Strumpfhose wird darüber gezogen. Die restliche Strumpfhose wird als Griffverstärker um den Griff gewickelt. Es entsteht ein „Tennisschläger“.

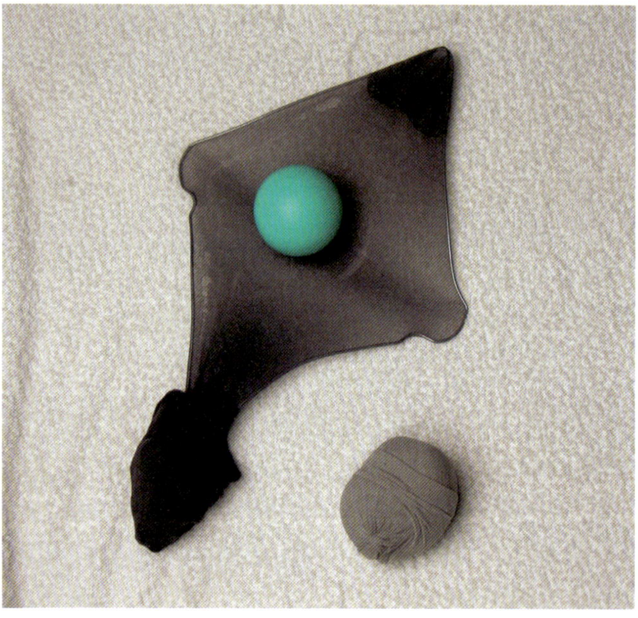

- Die Papprollen von Toilettenpapier werden bunt beklebt.
- Ein Waschhandschuh wird mit ca. 200 gr. Erbsen (Mais, Reis, Sand) gefüllt und zugenäht. Es entstehen Sandsäckchen.

- Um einen Zeitungsball (Tennisballgröße) wird ein ca. 1,5m langer Bindfaden gebunden, den die Teilnehmer in der Hand halten, wenn sie die Bälle werfen. Sie können sie dann selbst wieder heranholen.

3.2.2 Rhythmusinstrumente

- An einen Waschhandschuh (auch Fingerhandschuh) werden kleine Glöckchen genäht.
- An ein Stück Klettband werden Glöckchen genäht. Das „Schellenband“ lässt sich leicht am Handgelenk befestigen.
- Zwei Teesiebe aus Metall werden mit Tesaband aneinander geklebt. Hinein kommt ein Glöckchen.
- Auf einen großen Joghurtbecher wird ein „Trommelfell“ gespannt: ein feuchtes Blatt Butterbrotpapier darauf legen, fest mit einem Bindfaden umwickeln und trocknen lassen.

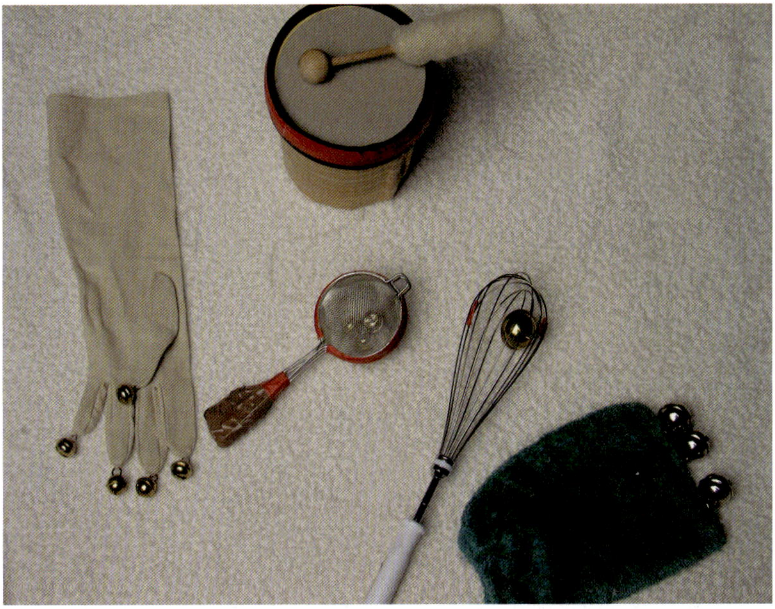

- Joghurtbecher werden – nicht zu voll, sonst sind sie zu leise – verschieden gefüllt (mit Steinchen, Reis, Nägeln etc.). Aus DeCeFix schneidet man einen überstehen Deckel, klebt ihn an und bindet ihn zur Sicherheit noch fest.

- Zwei Joghurtbecher werden mit der Öffnung aufeinander gestellt und an der Nahtstelle mit Tesaband zusammengeklebt. Hinein kommt ein Klicker o.ä.
- In einen Schneebesen aus Metall wird ein Glöckchen gehängt.

4. Teil
Stundenbeispiele

4.1 Möglichkeit 1: Thematische Arbeit in einem Erfahrungsfeld

Man wählt einen Schwerpunkt, also ein einziges Erfahrungsfeld aus, zu dem man in dieser Stunde verschiedene Aufgaben und Übungen anbietet. Der Spannungsbogen sorgt dafür, das die Aufgaben nicht einfach „aneinandergereiht" werden, sondern in einem sinnvollen Zusammenhang stehen („*eine einzige Schublade*").

4.1.1 Aus dem Kompetenzbereich: Identität/Person (Ich-Kompetenz) Erfahrungsfeld Bewegungsfähigkeit Stundenthema: Rhythmus

Begrüßung

Einstimmung (ca. 10 Min.)

- Strecken und recken, dehnen und gähnen (ruhige Musik)
- Sich abklopfen
- Auf der Stelle marschieren (*Musik: James Last*)

Rhythmus mit Körpergeräuschen (ca. 20 Min.)

Einmal vorklatschen, die anderen fallen ein (die Folgen können je nach Vermögen der Gruppe verlängert oder erschwert werden):

Einfache Klatschfolgen (vorgegeben):
- Nur mit den Händen (z.B. kurz, kurz, kurz, lang, kurz)
- Mit Händen und Körperteilen (z.B. Hände, Oberschenkel, Schultern kreuz, beide Hände rechts am Oberschenkel, beide Hände links am Oberschenkel)
- Rhythmischer Boogie (muss man zunächst mehrmals üben):

Jeder Teilnehmer denkt sich eine kleine rhythmische Bewegung (auf 2 Schlägen, z.B.: 2 x auf die Oberschenkel klatschen oder 2x mit den Zehen auftippen) aus. Zwischen den Bewegungen der Teilnehmer wird immer eine Bindeglied (3 x kurz in die Hände klatschen) geklatscht. Man beginnt mit diesem Zwischenteil, dann stellt der erste seine Bewegung vor. Die Gruppe übernimmt. Dann kommt das Zwischenteil, der nächste stellt seine Bewegung vor. Die Gruppe wiederholt jeweils immer die ganze Folge, der nächste hängt seinen Rhythmus dran. Der Grundrhythmus ist: kurz, kurz, kurz, lang, lang.

Beispiel:
kurz, kurz, kurz.: klatschen in die Hände (vorgegeben)
lang, lang: zweimal überkreuz an Schultern (Teilnehmer)
kurz, kurz, kurz: klatschen in die Hände (vorgegeben)
lang, lang: stampfen rechts und links (Teilnehmer)
kurz, kurz, kurz: klatschen in die Hände (vorgegeben)
lang, lang: zweimal hörbar in die Luft pusten (Teilnehmer)
usw.

Zum Ausruhen (ca. 5 Min.)

Eine Musik mit klar erkennbarem Rhythmuswechsel entsprechend diesem Rhythmus begleiten.

Beispiel: Musik (Paprika Lady, CD „Musik erleben und gestalten")
Teil A: Klatschen in die Hände und auf Oberschenkel (je 2x)
Teil B: Hände schwenken

Rhythmus mit Klangstäben (ca. 20 Min.)

- Ausprobieren, wie sie klingen
- Ganz laut – ganz leise
- Anschwellend – abschwellend
- Einfache Rhythmusfolge vormachen – alle fallen ein
- Wer hat noch eine Idee?
- Ganzkörperliche Rhythmusfolge unter Einbezug von Stuhlbeinen und Rückenlehne und Überkreuzbewegungen
- Rhythmisiertes Zahlenschreiben in der Luft (erst rechts, dann links)
- Vornamen in die Luft schreiben (der Reihe nach abfragen, gemeinsam schreiben, nur rechts, geht es auch mit links?)
- Freies Begleiten einer Musik *(z.B. Ambosspolka)*

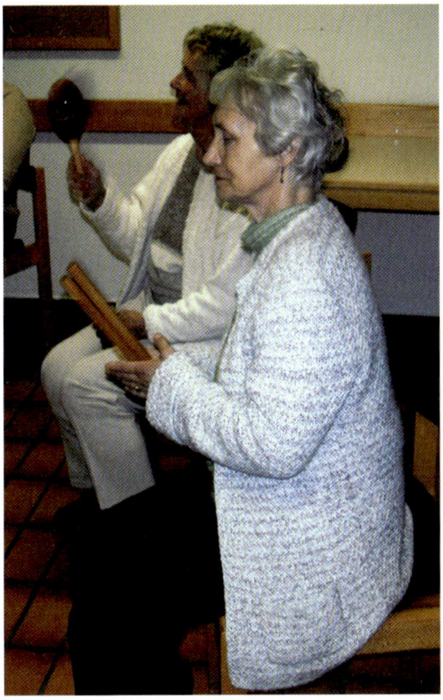

Ausklang (ca. 5 Min.)

Zur Ruhe kommen, tief aus- und einatmen, Hände liegen im Schoß, Kopf sinkt auf die Brust.
Wiegen zu einer ruhigen, aber „wiegenden“ Musik (z.B. Glocken des Friedens, CD Seniorentänze)

Verabschiedung

4.1.2 Aus dem Kompetenzbereich: Identität/Person (Ich-Kompetenz) Erfahrungsfeld: Gedächtnis

Begrüßung

Einstimmung (ca. 10 Min.)

- Strecken und recken, dehnen und gähnen (ruhige Musik)
- Sich abklopfen
- Auf der Stelle marschieren (*Musik: Wanderlieder*)

Namensrunde (ca. 5 Min.)

Obwohl die Teilnehmer zum Teil schon lange miteinander leben, kennen sie sich oft nicht beim Namen oder vergessen ihn immer wieder.

Jeder sagt seinen **eigenen** Namen und wirft einen gut fangbaren Gegenstand (Softball, Wasserball, Stofftier o.ä.) zum nächsten Nachbarn. War jeder dran, wiederholt die Gruppe gemeinsam alle Namen nacheinander einmal rechts, einmal links herum im Kreis: „Das ist Frau S.“, „das ist Herr B.“ etc. Der gerade Genannte hebt die Hand.
Danach fragen: wer weiß noch einen Namen?

Sitztanz (ca. 15 Min.)

Ein Sitztanz wird eingeübt: die Teilnehmer müssen sich acht verschiedene Bewegungen merken (jeweils auf 8 Takte gezählt)

1. rechte Hand: Achterschwünge (1: halber Achterschwung, 2: andere Hälfte)
2. linke Hand: Achterschwünge (oder Kreise)
3. Hände drehen umeinander
4. rechte Hand zur linken Schulter, auf den rechten Oberschenkel, linke Hand zur rechten Schulter, auf den linken Oberschenkel (1: Hand auf Schulter, 2: Hand auf Oberschenkel)
5. rechtes Bein: Hacke – Spitze (1: Hacke, 2: Spitze)
6. linkes Bein: Hacke – Spitze
7. Gehen auf der Stelle
8. Beide Beine: abwechselnd nach rechts und links mit der Spitze auf den Boden tippen (1: seitlich tippen, 2: zurück in Mitte)

- Erst „Trocken“ üben ohne Musik, immer wieder fragen: „was kam dann?“

dann mit Musik (z.B. Kaiserlander, CD Seniorentänze).

- Geht es auch, wenn Sie nicht vormachen?

Je nach Gruppe kann man diese Aufgabe erweitern:
Zweite Runde: die gleiche Folge auf jeweils 4 Takte.
Dritte Runde: die gleiche Folge auf jeweils 2 Takte.

Würfeln (ca. 10 Min.)

Ein großer Schaumstoffwürfel wird gewürfelt (entweder die Teilnehmer können ihn selbst mit den Füßen treten oder Sie selbst müssen ihn immer wieder neu würfeln)
- Addieren
- Substrahieren
- (Evt.) multiplizieren

Ein zweiter Würfel kommt dazu:

- Welcher Monat entspricht der gewürfelten Zahl?
- Was macht man in diesem Monat? (z.B. Juli: Eis essen, November: sich warm anziehen wegen der Stürme, Februar: Fasching feiern).

Bewegungsboogie (ca. 10 Min.)

Die Gymnastik wird als Bewegungsboogie angeboten:
Die „Stammübungen" werden von Ihnen aufgeteilt. Jeder Teilnehmer, der gerade dran ist, bekommt von Ihnen die Aufgabe, sich eine Übung zu dem entsprechenden Körperteil auszudenken. Die Gruppe wiederholt insgesamt immer alle Übungen.

Singen (ca. 10 Min.)

Ein Volkslied (alle Strophen) wird

1. vorgelesen
2. sprechend (rhythmisiert) geübt
3. gesungen

Ausklang (ca. 5 Min)

Gemeinsames Singen mit Liederbüchern

Verabschiedung

4.1.3 Aus dem Kompetenzbereich: soziales Netzwerk (Sozial-Kompetenz) Erfahrungsfeld: Gemeinsames Tun Stundenthema: Miteinander spielen

Begrüßung

Einstimmung (ca. 10 Min.)

- Strecken und recken, dehnen und gähnen *(ruhige Musik)*
- Sich abklopfen
- Auf der Stelle marschieren (*Musik: James Last)*

Schwungtuch

Ausprobieren (ca. 10 Min.)

- Glatt ziehen
- Wellen machen

- Kann man Geräusche machen?
- Rechts herum geben.
- Links herum geben.
- jeder zweite lässt ihn sich einfach durch die Hände gleiten, weil die anderen ihn ziehen.
- Mit den Füßen von unten dagegen treten.

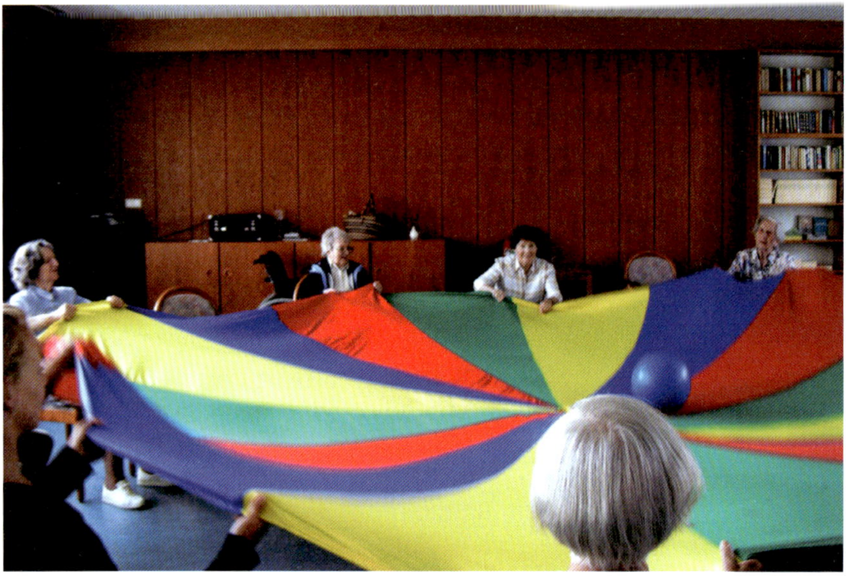

Ballspielen (ca. 10 Min.)

- Verschiedenartige Bälle (nacheinander) ausprobieren (z.B. Gymnastikball, Tennisball, Wasserball, Softball, Tischtennisball).
- Rund herum rollen lassen (in beiden Richtungen).
- Quer über den Stoff laufen lassen.
- Ball zum Fliegen bringen (Unterschiede der Flugeigenschaften und der Anstrengung, sie hochfliegen zu lassen).

Fangspiel (ca. 5 Min.)

Ein Ball (kleiner Gymnastikball oder Tennisball) und ein kleiner Eimer (5 L) sind gleichzeitig auf dem Tuch. Versuchen, den Ball ohne Hilfe der Hände in den Eimer zu bugsieren (lassen Sie sich nicht gleich entmutigen, es klappt wirklich, wenn man die „Technik“ raus hat).

Fliegen lassen (ca. 10 Min.)

Das Tuch auf Kommando gleichzeitig nach unten bringen, Schwung holen nach oben, (insgesamt drei mal, Beginn des lauten Zählens, wenn der Schwung nach oben geht) bei „drei“, wenn alle Arme oben sind, los lassen. Das Schwungtuch fliegt, wenn alle gleichzeitig losgelassen haben, bis zur Decke und senkt sich erst ganz allmählich. Aber meist hält jemand länger fest als die anderen, das Tuch senkt sich dann viel schneller und auf denjenigen zu, der festgehalten hat. Möglicherweise müssen Sie gleich eingreifen, damit der Teilnehmer nicht „begraben“ wird.

Das Schwungtuch ist relativ schwer und kann nur eine begrenzte Zeit gehalten werden, die Finger Arme und Schultern sind schnell müde. Zwischendurch immer wieder eine Pause machen und die Hände massieren.

Plastikplane (ca. 10 Min.)

Plastikplanen aus dem Baumarkt sind wesentlich leichter als ein Schwungtuch, zerreißen aber auch schnell und fordern Behutsamkeit. In dieser Stunde wird sie nur am Ende als Gegensatz zum Schwungtuch eingesetzt, es werden also dieses Mal längst nicht alle Möglichkeiten, die sie bietet, ausgeschöpft.

Ausprobieren

- Ausbreiten
- Glatt ziehen
- Wellen machen, die immer größer werden
- Geräusche machen
- Was ist anders als mit dem Schwungtuch?

Fliegen lassen

Gleiche Aufgabenstellung wie mit dem Schwungtuch, aber durch das andere Material entstehen ganz andere Effekte. Hier muss man noch vorsichtiger sein, damit niemand von der herabgleitenden Plane zugedeckt wird (Erstickungsängste).

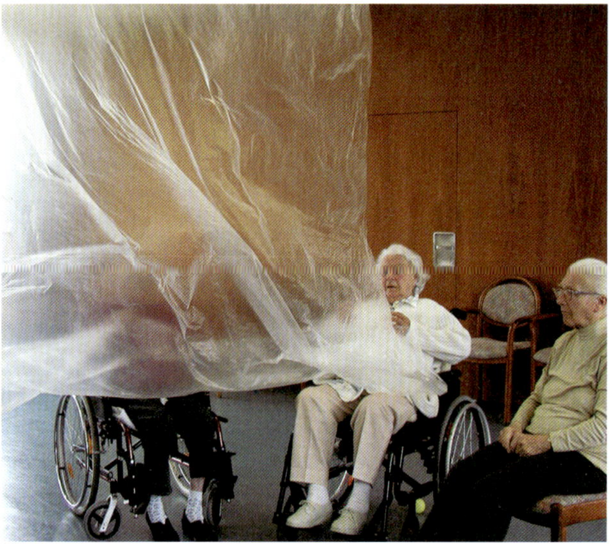

Ausklang (ca. 5 Min.)

Sie lassen aus einer Dose Niveacreme jeden Teilnehmer sich etwas nehmen (Vorsicht, wenn Demenzkranke dabei sind, möglicherweise stecken sie es gleich in den Mund). Zu einer ruhigen Meditationsmusik massieren sich die Teilnehmer selbst die Hände. Sie gehen herum und rollen jeden Teilnehmer mit zwei Igelbällen den Rücken ab.

Verabschiedung

4.1.4 Aus dem Kompetenzbereich: Umweltbezug (Sachkompetenz) Materiale Erfahrung: Suppenlöffel

Begrüßung

Einstimmung (ca. 10 Min.)

- Strecken und recken, dehnen und gähnen (ruhige Musik)
- Sich abklopfen
- Auf der Stelle marschieren

„äußere Struktur“ (ca. 5 Min.)

Verteilung der Suppenlöffel (Gruppenmitglieder haben die Augen geschlossen):“

– Wie fühlt es sich an (Oberfläche, Temperatur)?

- Welche Form?
- Was ist es?
- Welches Gewicht?
- Wie ist die Gewichtsverteilung (Stil/Rundung)?
- Riechen sie?

„innere Struktur" (Gespräch) (ca. 10 Min.)

- „Essen Sie gerne Suppe?"
- „Welche Suppe würden Sie jetzt damit essen?"
- Lässt sich als Gedächtnisübung verwenden: nachdem alle „ihre" Lieblingssuppe benannt haben, wird zusammen wiederholt, welche Suppen es gab, bei Geübten auch: wer hatte welche Suppe genannt?
- „Haben Sie Situationen erlebt, in denen das Essen knapp war?"
- „Wie kocht man eine Kartoffelsuppe?"
- Etc.

Bewegungsanlässe schaffen (ca. 20 Min.)

a) Frage: „Was macht man normalerweise mit dem Suppenlöffel?" (Zweck): Diese üblichen Bewegungshandlungen werden aufgegriffen und verändert.

Beispiele:

Suppe schöpfen:
- man isst ganz hastig, damit die anderen nichts wegessen,
- ganz langsam, weil die Suppe noch zu heiß ist,
- die Suppe ist ein ganz fester Brei,
- es ist Griesbrei, der am Boden angebrannt ist und den man abkratzen muss,
- man isst mit links,
- der Teller steht rechts/links neben sich auf einem Tisch, auf dem Boden, auf einem hohen Regal ...

Umrühren:
- der Topf ist ganz klein,
- er ist ein riesiger Kessel,
- es ist dünne Suppe,
- es ist Kartoffelbrei,
- ein Kübel steht vor uns auf der Erde,
- ein Töpfchen auf dem Schrank,
- man muss mit beiden Händen rühren,
- man muss mit links rühren ...

b) Frage: „Was kann man noch damit machen?“ (Gebrauch): Die Ideen der Gruppenmitglieder werden zusammengetragen und gemeinsam durchgeführt.

Beispiele:

- Balancieren auf der Handfläche,
- Fingerübungen,
- Hochwerfen und Fangen,
- Den Löffel mit dem der Nachbarin zusammenschlagen,
- Reihum weitergeben,
- Um den Körper herum geben,
- An das Stuhlbein klopfen.

Verwendung als gymnastisches Hilfsgerät (ca. 10 Min.)

Der Löffel wird als Handgerät eingesetzt und die Gymnastik „einmal durch den Körper“ unter Einbezug aller Hauptmuskelgruppen damit gestaltet.

Ausklang: Spielen

Mit Hilfe des Löffels wird ein Luftballon in der Luft gehalten.

Verabschiedung

4.1.5 Aus dem Bereich: Umweltbezug (Sach-Kompetenz) Materiale Erfahrung: Papierservietten

Begrüßung

Einstimmung (ca. 10 Min.)

- Strecken und recken, dehnen und gähnen (ruhige Musik)
- Sich abklopfen
- Auf der Stelle marschieren (*Musik: „Kassetta in Canada, Willi Hagara)*

Material: Rote, grüne, blaue, gelbe Papierservietten

Reaktionsspiel (ca. 5 Min.)

Sie halten jeweils eine Serviette hoch und die Teilnehmer führen vorher vereinbarte Bewegungen aus:

- Gelb = klatschen

- Grün = Kopf nicken
- Rot = Schultern heben
- Blau = stampfen

Zunächst einzeln, dann zwei oder drei Farben gleichzeitig.

„äußere Struktur" (ca. 5 Min.)

Servietten austeilen: jeder sucht sich seine Lieblingsfarbe aus. Fragen in die Runde:

- „Welche Farben haben wir?"
- „Wie viele von jeder Farbe?"
- „Legen Sie sie auf die Handfläche: Wie schwer/leicht ist sie?"
- „Wie fühlt es sich auf dem Handrücken an?"
- Wie fühlt sich die Oberfläche an?
- Riecht sie nach etwas?

„innere Struktur" (ca. 10 Min.) An was erinnert es Sie?

- „Hatten Sie früher auch Papierservietten?"
- Das Gespräch kommt mit Sicherheit auf Stoffservietten, so dass eine Erinnerungsreise beginnt: wann hat man sie benützt, welche waren Ihnen besonders lieb, was waren die Unterschiede zwischen Alltags- und Sonntagsservietten, wie wurden sie gewaschen, wie viele Tage wurden sie benützt etc.

Was kann man damit machen? (ca. 10 Min.)

Ideen der Teilnehmer aufgreifen, ergänzt durch eigene Vorschläge:

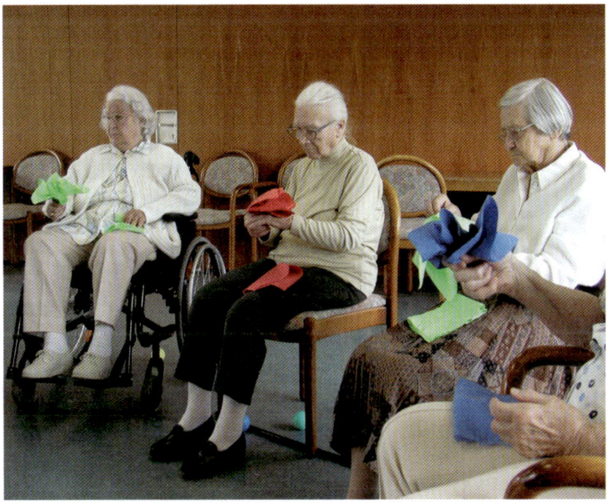

Beispiele:

- Ganz klein zusammenfalten,
- knüllen (und wieder glätten),
- winken,
- eine Wurst rollen,
- in Streifen reißen,
- als Lätzchen verwenden,
- mehrmals zusammengelegt: sich selbst abtupfen.

Singen (ca. 5 Min.)

Lied: „Bunt, bunt, bunt sind alle meine Kleider." Gemeinsames Singen, bei den einzelnen Farben wedeln die entsprechenden Servietten in der Luft.

Verwendung als gymnastisches Hilfsgerät (ca. 10 Min.)

Die Serviette wird fest zusammengerollt und wie ein kurzer Stab verwendet als Hilfsgerät, um die „Stammübungen" durchzuführen. (Musik: Claydermann)

Reaktionsspiel (ca. 5 Min.)

Sie erzählen eine Geschichte, in der die Farben vorkommen. Werden sie genannt, wedeln die entsprechenden Teilnehmer mit ihren Servietten.

Beispiel:

„Letztes Wochenende wollte ich spazieren gehen. Es war ein wunderschöner Tag mit blauem Himmel, die gelbe Sonne strahlte herab. Ich zog meine rote Jacke an und wanderte in den grünen Wald. Nach kurzer Zeit schon kam ich an eine rote Bank, neben der stand ein gelber Papierkorb. Ich setze mich und mein Blick fiel auf die blauen Veilchen im grünen Gras vor mir... usw."

Ausklang: Spielen (ca. 10 Min.)

Die Servietten zu kleinen Bällen zusammen knäulen, an einen Wollfaden (ca. 1,5 m lang) binden, (möglicherweise müssen Sie bei einigen Teilnehmern helfen) dessen Ende jeder in der Hand behält und sich seinen Ball immer wieder selbst heran holen kann:

- „Schneeballschlacht" (jeder gegen jeden),
- auf ein ausgebreitetes Tuch in der Mitte werfen,
- In einen Eimer.

Verabschiedung

4.2 Möglichkeit 2: Bewegungsgeschichten

Man stellt die Stunde unter **ein** Thema, unter dem sich verschiedene Erfahrungsfelder wiederfinden und die Teilnehmer vielfältige Erfahrungen machen können (*„mehrere Schubladen, aber nur ein Stückchen“*).

4.2.1 Ein Tag am Waldsee

Begrüßung

Einstimmung (ca. 10 Min.)

- Der Tag beginnt (wie jeder Tag) im Bett: Strecken und räkeln
- Sie gehen ins Bad und in die Badewanne und seifen sich erst einmal am ganzen Körper ein: sprachlich begleitet den ganzen Körper nacheinander abreiben.
- Nach dem Frühstück machen Sie sich auf den Weg zum Waldsee: marschieren auf der Stelle (*Musik: Wanderlieder*)

Atemübungen (ca. 5 Min.)

Sie sind angekommen und genießen die Ruhe

- Tief ausatmen, beim Einatmen die Arme heben, den Rücken aufrichten
- Beim Ausatmen den Staub von der Bank pusten in mehreren Atemstößen

Gedächtnis (ca. 10 Min.)

- Sie haben Hunger und packen erst einmal Ihren Rucksack aus. Wer hat was in seinem Rucksack?
- Reihum wiederholen.
- Anders herum wiederholen.
- Wer möchte mit wem tauschen?

Bewegungsanlässe (ca. 10 Min.)

Frage in die Runde: „Nun sind wir am See. Was kann man hier machen?“
(Möglichweise müssen Sie erst mal einige Anregungen geben).

Beispiele:
- die Schuhe und Strümpfe ausziehen und die Füße ins Wasser strecken,

– flache Kiesel flitschen lassen,
– Steine hineinwerfen. Wer kann am weitesten?
– Die Hände ins Wasser tauchen und trocken schütteln,
– schwimmen (Brustschwimmen, Rückenschwimmen, Kraulen),
– rudern.

Diese Ideen jeweils pantomimisch darstellen.

Entspannung (ca. 10 Min.)

Mittagspause: In der warmen Sonne räkeln und strecken (leichte Stretching-Übungen zu den Hauptmuskelgruppen).
(Musik: Zamphir: Panflöte)

Miteinander spielen (ca. 10 Min.)

Fußball mit dem Wasserball
(Für Rollstuhlfahrer: als „Armverlängerung" einen Doppelklöppel geben)

Miteinander tanzen (ca. 5 Min.)

Am Ende des Nachmittags: eine Bootsparty.
Sitztanz
(Musik und Idee: „Ruderparty", Bundesverband Seniorentanz)

Ausklang (ca. 5 Min.)

Wir gehen nach Hause und ruhen uns aus: vereinfachte Übungen der Progressiven Muskelentspannung.
Zunächst ohne Musik (damit die Anweisungen verstanden werden können), dann zum Nachspüren ein paar Minuten ruhig sitzen und der Musik lauschen.

Verabschiedung

4.2.2 Ein Frühlingstag

Begrüßung

Einstimmung: (ca. 10 Min.)

- Der Tag beginnt (wie jeder Tag) im Bett: Strecken und räkeln.
- Sie gehen ins Bad und in die Badewanne und seifen sich erst einmal am ganzen Körper ein: sprachlich begleitet den ganzen Körper nacheinander abreiben.
- Draußen vor dem Fenster scheint die Sonne, ein herrlicher Frühlingstag kündigt sich an und steckt Sie mit guter Laune an: Schwingende Bewegungen im Sitzen (*Musik: Frühlingsstimmenwalzer, J. Strauß*).

Gedächtnis (ca. 10 Min.)

Weichen Ball zuwerfen und Ideen sammeln:

- An was denken Sie, wenn Sie den Begriff „Frühling" hören?
- Begriffe sammeln, die das Wort „Frühling" enthalten (wie Frühlingserwachen, Frühlingslied etc.)
- Welche Blumen blühen als erstes?
- Haben Sie schon mal einen Frosteinbruch im Mai erlebt?"
- Was macht man im Frühling in der Stadt / auf dem Land?

Gymnastik (ca. 10. Min.)

„Weg mit dem Winterspeck!": Die Stammübungen.

Singen (ca. 10 Min.)

Verschiedene Frühlingslieder (*Musik: Frühlings- und Fahrtenlieder, Alz.Ges. Wetzlar*)

Wahrnehmungsübungen (ca. 10 Min.)

Sie haben in die Mitte des Raumes einen Strauß mit Frühlingsblumen gestellt.

Fragen:

- Wie viele Farben können Sie bei den Blütenblättern erkennen?
- Welche verschiedenen Blütenformen können Sie erkennen?

- Wie sind die Farben der Blätter?
- Welche verschiedenen Formen der Blätter können Sie erkennen?
- Reihum riechen lassen: a) den gesamten Strauß, b) verschiedene Blumen: Was riecht Ihnen am angenehmsten?

Ausklang (ca. 5 Min.)

Blütentanz:
Jeder Teilnehmer bekommt zwei Papierservietten (wahlweise gleiche oder andere Farbe).
Die Serviette ausbreiten und in der Mitte zusammennehmen, so dass eine „Blüte“ entsteht. In jeder Hand eine Serviette halten (zwischen zwei Fingern oder in der Faust).
Musik mit zwei klar erkennbaren Teilen:
Teil A: klatschen auf die Oberschenkel und in die Hände (jeweils 2x)
Teil B: winken (Hände von außen nach innen schwingen)
(Musik: Marschwalzer, BV Seniorentanz)

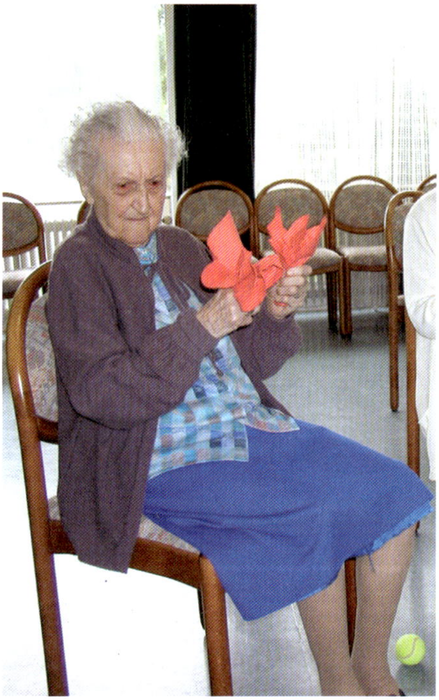

Verabschiedung

Jeder Teilnehmer bekommt zum Abschied eine der Frühlingsblumen.

4.3 Möglichkeit 3: ein zusätzliches Thema

In jeder Stunde findet eine ausführliche Gymnastik statt (die Stammübungen), dazu wählt man jeweils einen (kürzeren) weiteren Schwerpunkt aus den Erfahrungsfeldern abwechselnd aus der gesamten Palette oder entsprechend den Vorlieben der Gruppe. Es sich bewährt, nach der Gymnastik, die ja doch für manche recht anstrengend ist, eine „aktive Pause“ einzulegen und zwei bis drei Lieder miteinander zu singen (*„eine Säule und ein bisschen aus einer Schublade“*).

4.3.1 Aus dem Erfahrungsfeld Wahrnehmung

Begrüßung

Einstimmung (ca. 10 Min.)

- Strecken und recken, dehnen und gähnen (ruhige Musik)
- Sich abklopfen
- Auf der Stelle marschieren (Musik: „James Last)

Hauptteil I: Gymnastik (ca. 20 – 30 Min.)

Die „Stammübungen“ mit jeweils wechselnden Handgeräten und Materialien.

Hauptteil II: Erfahrungsfeld Wahrnehmung: Schmecken (ca. 15 Min.)

Sie bringen verschiedene Proben mit (schon in kleine Stückchen geteilt in Alufolie verpackt, Zahnstocher) und lassen kosten. Fragen:

- Was ist es?
- Ist Ihnen der Geschmack angenehm?
- An was erinnert es Sie? Fragen Sie nach: Haben Sie so was schon gegessen? Fällt Ihnen eine Situation ein, wo Sie das schon mal gegessen haben? Lassen Sie sich die ganze Situation schildern.
- Am Ende: Was schmeckt Ihnen besser? Was nicht so?

Zunächst erst jeweils einen Geschmack für alle verteilen, danach besprechen. Dann erst den nächsten geben (*z.B. Schokolade, Fleischwurst, Ananas*), aber nicht mehr als drei verschiedene.

Ausklang

Wahlweise fröhlich, entspannend, oder besinnlich.

Verabschiedung

4.3.2 Aus dem Erfahrungsfeld Materiale Erfahrung

Begrüßung

Einstimmung (ca. 10 Min.)

- Strecken und recken, dehnen und gähnen (ruhige Musik)
- Sich abklopfen
- Auf der Stelle marschieren (Musik: „James Last)

Hauptteil I: Gymnastik (ca. 20 – 30 Min.)

Die „Stammübungen“ mit jeweils wechselnden Handgeräten und Materialien

Hauptteil II: Materiale Erfahrung: Wollknäuel (ca. 15 Min.)

Verschiedene Wollreste

- Nacheinander herum geben und weiterreichen: die Unterschiede fühlen. Was ist weicher, was gröber?
- Gespräch: Haben Sie früher Handarbeiten gemacht? Welche? Was gab es für Probleme beim Stricken während des Krieges? Wie fanden Ihre Kinder die gestrickten langen Strümpfe? Etc.
- Kleinere Knäuel liegen in einem Körbchen, sie gehen herum und jeder sucht sich ein Knäuel aus (das Körbchen etwas weiter weg halten, damit sich die Teilnehmer vorbeugen müssen). Fragen nach der „äußeren Struktur“ (Farbe, Geruch, Gewicht, Form (wie gewikkelt?), Beschaffenheit).
- Welches ist kleiner und welches größer?: die Teilnehmer halten ihre Knäuel hoch und versuchen eine Rangfolge.
- Jeder Teilnehmer wickelt sein Knäuel ab und wieder auf (deswegen dürfen sie nicht zu groß sein, nötigenfalls vorher von einem größeren Knäuel Teile abwickeln).
- Kann jemand noch Fadenspiele? Habens Sie sie als Kinder gespielt?
- (Evtl.) Aus Luftmaschen mit den Fingern eine Schnur „häkeln“.

Ausklang

Wahlweise fröhlich, entspannend, oder besinnlich.

Verabschiedung

4.3.3 Aus dem Erfahrungsfeld Kommunikation

Begrüßung

Einstimmung (ca. 10 Min.)

- Strecken und recken, dehnen und gähnen (ruhige Musik)
- Sich abklopfen
- Auf der Stelle marschieren (Musik: „James Last)

Hauptteil I: Gymnastik (ca. 20 – 30 Min.)

Die „Stammübungen“ mit jeweils wechselnden Handgeräten und Materialien

Hauptteil II: Erfahrungsfeld Kommunikation: Pantomime (ca. 15 Min.)

- Sie nennen einen Beruf. Frage: Durch welche Handbewegung könnte man ihn verdeutlichen? Was hat dieser Mensch in seiner Tätigkeit gemacht? Sie greifen die verschiedenen Vorschläge auf, alle führen sie jeweils durch.
- Jeder Teilnehmer denkt sich einen Beruf aus und stellt ihn durch eine entsprechende Handbewegung vor. Die anderen raten (Mehrfachnennungen sind möglich).
- Jeder Teilnehmer zieht sich ein Blatt, auf dem ein Verb steht (groß geschrieben). Nacheinander werden sie durch Bewegungen vorgestellt und von den anderen erraten (*Beispiele: winken, trampeln, wippen, klatschen etc.*).
- Jeder Teilnehmer zieht ein Blatt, auf dem Bewegungsanweisungen stehen. Er führt sie vor, die anderen beobachten und versuchen, möglichst genau zu beschreiben (*Beispiele: mit dem rechten Zeigefinger das linke Ohrläppchen berühren, die linke Hand in die rechte Kniekehle legen, das rechte Bein über das linke schlagen etc.*)
- Je nach Vermögen der Gruppe können die Aufgaben komplexer werden.

Ausklang

Wahlweise fröhlich, entspannend, oder besinnlich.

Verabschiedung

4.3.4 Aus dem Erfahrungsfeld Gemeinsames Tun

Begrüßung

Einstimmung (ca. 10 Min.)

- Strecken und recken, dehnen und gähnen (ruhige Musik)
- Sich abklopfen
- Auf der Stelle marschieren (Musik: „James Last)

Hauptteil I: Gymnastik (ca. 20 – 30 Min.)

Die „Stammübungen“ mit jeweils wechselnden Handgeräten und Materialien

Hauptteil II: Erfahrungsfeld Gemeinsames Tun: Miteinander spielen (ca. 15 Min.)

Sie stehen in der Mitte und werfen den Teilnehmern nacheinander verschiedene Materialien zu. Die Verschiedenartigkeit erfordert immer andere „Fangtechniken“ und überrascht immer wieder durch ihre Andersartigkeit. Dadurch wird es spannend für die Teilnehmer. Bei jedem Teilnehmer 2 – 3 mal zurückwerfen, damit er sich an die veränderten Bedingungen anpassen kann. Diese werfen wieder zurück:

- Ein Wasserball,
- ein Gymnastikball,
- ein Sandsäckchen,
- ein Stein,
- ein Wattebäuschen,
- ein Luftballon.

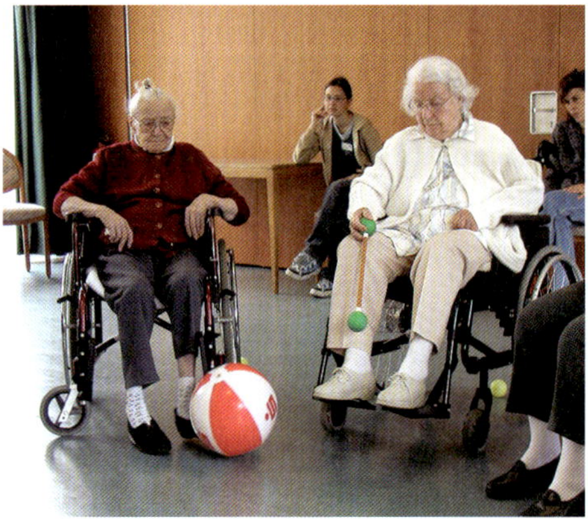

Sie spielen mit dem Wasserball:

- Reihum werfen (rechts herum und links herum),
- zu jedem zweiten Nachbarn werfen,
- frei wählen, zu wem man wirft,
- Sie stehen in der Mitte und werfen nicht der Reihe nach, sondern überraschend den Ball.

Ausklang

Wahlweise fröhlich, entspannend, oder besinnlich.

5. Literatur

ANTONOVSKY, A. (1993): Gesundheitsforschung versus Krankheitsforschung. In: FRANKE, A., BRODA, M. (1993): Psychosomatische Gesundheit. Versuch einer Abkehr vom Pathogenese-Konzept. Tübingen: Deutsche Gesellschaft für Verhaltenstherapie.

ANTONOWSKY, A. (1997): Salutogenese: zur Entmystifizierung der Gesundheit. Dt. Erw. Hrsg.: FRANKE, A., Deutsche Gesellschaft für Tanztherapie. Tübingen. Dgvt-Verlag.

BEAUVOIR, de S. (1985): Das Alter. Reinbek: Rowohlt.

BIELEFELD, J. (1986): Körpererfahrung. Grundlage menschlichen Bewegungsverhaltens. Göttingen, Toronto, Zürich: Hogrefe 1986.

BEYSCHLAG, R. (1996): Altengymnastik und kleine Spiele. Stuttgart: Fischer.

BUNDESMINISTERIUM FÜR FAMILIE, SENIOREN, FRAUEN UND JUGEND (2002): Vierter Altenbericht: Risiken, Lebensqualität und Versorgung Hochaltriger – unter besonderer Berücksichtigung dementieller Erkrankungen. Bonn.

BIENSTEIN, Ch. / FRÖHLICH; A. (1991): Basale Stimulation in der Pflege. Düsseldorf: verlag selbstbestimmtes leben.

BÖHM, E. (1999): Psychobiographisches Pflegemodell nach BÖHM. Wien, München, Bern: Maudrich.

BOLLNOW, B.O.F. (1966): Krise und neuer Anfang. Beiträge zur pädagogischen Anthropologie. Heidelberg.

BRÄMER, R. (2001): Natur im Gefühl. Marburg: Forschungsgruppe Wandern der Universität Marburg.

BRODTMANN, D. (1999): Neues Denken über die Gesundheit und seine Konsequenzen für das Bewegungsleben älterer Menschen. Düsseldorf: Unver. Vortrag anläßlich der Jahrestagung „Ältere im NTB“ im Juni 1999.

BÜCKEN, H. (1994): Kimspiele. München: Hugendubel.

DITTMAR, S. / MERKENS, O. (2001): Vanilleduft und Lavalampe. Schwerpunktheft Snoezeln. Altenpflege 26, 3, 41-45. Hannover: Vincentz-Verlag.

DÖRNER, K. (2002): Vorstellung der Initiative „Enquete der Heime“ In: RÖTTGER-LIEPMANN, B.; HOPFMÜLLER, E. (Hrsg.) (2002): Initiative zur Einrichtung einer „Enquete der Heime“. Dokumentation einer Tagung am 21.03.2002 in Bielefeld. Institut für Pflegewissenschaft an der Universität Bielefeld, S. 3-8.

EISENBURGER, M. (2004): Psychomotorik im Alter. In: Köckenberger, H; Hammer, R.: Psychomotorik – Ansätze und Arbeitsfelder. Dortmund: verlag modernes Lernen.

EISENBURGER, M. (2002): Aktivieren und Bewegen. Aachen: Meyer & Meyer.

EISENBURGER, M. (2002): Psychomotorik im Altenheim. Motorik 25, 3, 138-149.

EISENBURGER, M. (2002): „Ich versteh die Welt nicht mehr ..." Psychomotorik in der Arbeit mit demenzkranken Menschen. Praxis der Psychomotorik, Dortmund, 27, 3, 167-172.

EISENBURGER, M. (2001): Motogeragogik im Altenheim. Motorik 24,1,10-18.

EISENBURGER, M.; LIEBMANN, B. (1996): Psychomotorik mit Senioren: Motogeragogik. Schorndorf: Motorik 19 (1996)4.

ERNST, H. (1995): Gesundheitsressourcen im Alltag. In: LUTZ, R., MARK, N: (Hrsg.) (1995): Wie gesund sind Kranke? Göttingen, Bern, Toronto. Seattler: Hogrefe, 72-75.

FRIEDAN, B. (1997): Mythos Alter. Reinbeck b. Hamburg: Rowohlt.

FURMAN, B. (2002): Es ist nie zu spät, eine glückliche Kindheit zu haben. Dortmund: verlag modernes lernen.

GIELEN, G.(1997): Soziale Kompetenz im Altenheim. Mainz: Wissenschaftsverlag.

GRUPE, O. (1976): Was ist und was bedeutet menschlichen Bewegung? In: HAHN, E.; PREISING, W. (Red.): Die menschliche Bewegung – Human movement. Schorndorf: Hofmann, S. 3-19.

HAAS, R. (1999): Entwicklung und Bewegung. Der Entwurf einer angewandten Motologie des Erwachsenenalters. Schorndorf: Hofmann.

HARMS, H. DREISCHULTE, G. (1995) Musik erleben und gestalten mit alten Menschen. Stuttgart, Jena, New York: Fischer.

HEINEMANN-SCHÖNBERGER, CH. / KNOCH, J. (1997): Pflege in Einrichtungen. In: JANSEN, B./ KARL, F./RADEBOLD, H./SCHMITZ-SCHERZER, R.: Soziale Gerontologie. Weinheim, Basel: Beltz, S. 629-645.

ISRAEL, S. (1995): Sport mit Senioren. Bad Homburg: Limpert.

JASPER, B.: Fit im Kopf (1996). In: DTB-Forum 50 plus: attraktive Angebote für Ältere. Frankfurt: Förderges. des DTB, Handbuch, Teil 6.

KOCH-STRAUBE, U. (1997). Fremde Welt Pflegeheim. Bern. Göttingen, Toronto, Seattle: Huber.

LUTZ, R., MARK, N: (Hrsg.) (1995): Wie gesund sind Kranke? Göttingen, Bern, Toronto. Seattler: Hogrefe.

MAJERUS, M. (1999): „Was ich von Erwin Böhm verstehe ..." Bulletin des RBS, 28. Luxembourg.

MASLOW, A. (1977): Motivation und Persönlichkeit. Olten: Walter-Verlag.

MATTERN, B. (2001). Montessori für Senioren. Dortmund: verlag modernes lernen.

MEUSEL, H. (1996): Bewegung, Sport und Gesundheit im Alter. Wiesbaden.

OERTER. R. / MONTADA, L. (1997): Entwicklungspsychologie. Weinheim: Beltz Verlag.

OPPOLZER, U.: (1998) Hirntraining mit ganzheitlichem Ansatz. Dortmund: Borgmann.

PERRIG-CHIELLO, P. (1997): Wohlbefinden im Alter. Weinheim und München: Juventa Verlag.

PHILIPPI, M. (1989): Motogeragogik, In: IRMISCHER,T./FISCHER, K.: Psychomotorik in der Entwicklung. Schorndorf: Hofmann, S. 193-210.

PHILIPPI-EISENBURGER, M. (1991): Bewegungsarbeit mit älteren und alten Menschen. Schorndorf. Hofmann.

PHILIPPI-EISENBURGER, M. (1991): Praxis der Bewegungsarbeit mit älteren und alten Menschen. Schorndorf: Hofmann.

PICKENHAIN, L. (2000): Basale Stimulation, Neurowissenschaftliche Grundlagen. Düsseldorf: verlag selbstbestimmtes leben.

RÖTTGER-LIEPMANN, B.; HOPFMÜLLER, E. (Hrsg.) (2002): Initiative zur Einrichtung einer „Enquete der Heime". Dokumentation einer Tagung am 21.03.2002 in Bielefeld. Institut für Pflegewissenschaft an der Universität Bielefeld.

SCHARRL, M. (1996): Bewegungstraining mit alten Menschen. Stuttgart: Thieme.

SELIGMAN, M. (1992): Erlernte Hilflosigkeit, 4. erw. Auflage. Weinheim: Beltz.

STEINER-HUMMEL; I. (1993): Malen heisst Zeichen setzen. Erfahrungsbericht und Hilfestellungen aus zwei Malaktivitäten mit psychisch veränderten Hochbetagten. Köln: Kuratorium Deutsche Altershilfe.

STENGEL, F. (1987): Das Gedächtnis spielend trainieren. Stuttgart: Memo Verlag.

THEUNISSEN, G. / PLAUTE, W. (1992): Empowerment und Heilpädagogik – ein Lehrbuch. Freiburg.

TOTARSKI, W. (1994): Institutionalisierung. In: OSWALD, W. u.a. (Hrsg.): Gerontologie. Stuttgart.

6. Material und Musik

Tanzbeschreibungen für Tänze im Sitzen und Musik CDs.
Bitte Katalog anfordern:
Bundesverband Seniorentanz e.V.
Insterburger Str. 25
28207 Bremen

Liederbücher in Großschrift und „Playback-CDs“ (mit und ohne Singstimme)
Volkslieder, Abendlieder, Fahrtenlieder, Kirchenlieder, Schlager, Weihnachtslieder
Bitte Katalog anfordern bei:
Tageszentrum am Geiersberg
Geiersberg 15
35578 Wetzlar

Snoezlen:
Schwerpunktheft der ZF Altenpflege, 26,2001,3
Hannover: Vincentz

Bundesverband Gedächtnistraining e.V.: „auf wieder hören“. Übungen für den Hörsinn. CD mit Begleitheft. Olpe-Dahl, Friedenweg 3